腸通無阻 200解

中國中醫科學院
西苑醫院副主任醫師

趙迎盼 編著

萬里機構

前言

　　生活中，我們常聽人說胃痛、腹痛，但很少會提及腸道如何。其實，腸道是消化道中一個特別重要的器官，可以通過日常排便、排氣的狀態來了解它。

　　人體腸道包括小腸和大腸，此外腸內還有腸液及腸道菌群，它們各自分工明確，協同合作，共同完成食物的消化、吸收和排便這一過程，腸道菌群則主宰着腸道的健康。人體 70% 的免疫力來自腸道，95% 以上的感染性疾病和消化道有關，因此，腸道的健康和人的整體健康息息相關。掌握腸道知識，能更好地守護腸道，讓身體更健康。

　　腸道正常運行時，人體才可以從食物中高效地吸收營養物質。它不僅影響身體內部器官的健康，還與皮膚及身材有着很大關係。腸道健康時，身體代謝正常，人就會皮膚光滑、身材勻稱、神采奕奕；反之，腸道有問題時，人的面部會出現疹、痘等問題，腰、腹更容易肥胖或體形消瘦，容易疲勞，氣色不佳。此外，在新冠病毒可能長期存在的當下，有較強的免疫力顯得更為重要，腸道的維護和調養對免疫力的調節也極為重要。

　　清腸道不是一蹴而就的事情，養護腸道，可從飲食調養、生活習慣、運動按摩等方面來進行。本書系統地講述了腸道的功能，並結合實例給出了維護腸道健康、緩解腸道不適的方法，簡單易行，希望對讀者朋友們有所幫助。

目錄

第一章
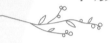
「腸瘦」才能長壽

chapter 01

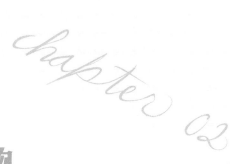

第二章
腸道喜歡的食物

第三章
常見的腸道問題
及調理

chapter 03

第四章
腸道細菌的秘密

chapter 04

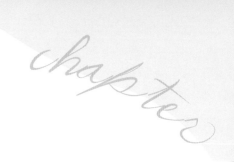

第五章

糞便和屁是
健康的晴雨表

第六章

腸道檢查很有必要

第七章
常見的腸道疾病

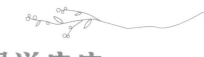

第八章
中醫調理腸道

chapter 8

第九章
運動調理腸道

第一章 「腸瘦」才能長壽

chapter 01

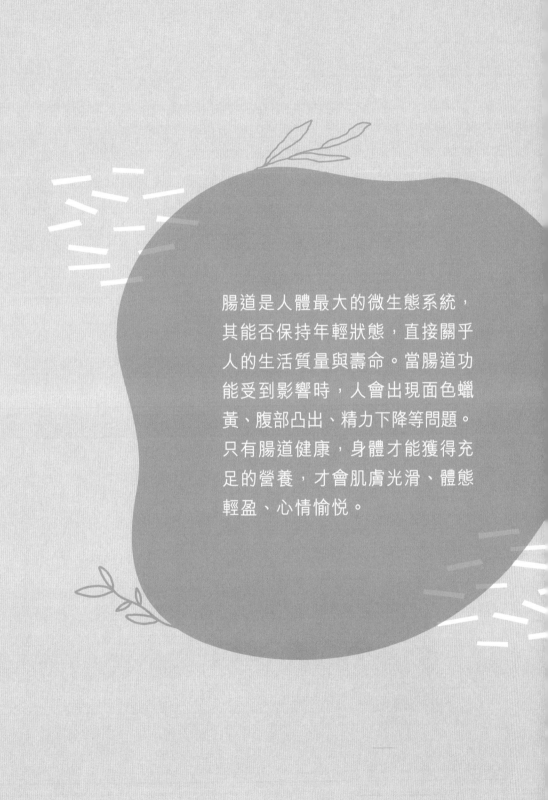

腸道是人體最大的微生態系統，
其能否保持年輕狀態，直接關乎
人的生活質量與壽命。當腸道功
能受到影響時，人會出現面色蠟
黃、腹部凸出、精力下降等問題。
只有腸道健康，身體才能獲得充
足的營養，才會肌膚光滑、體態
輕盈、心情愉悅。

　　腸道是從幽門至肛門的消化管，在肚子裏彎曲迴旋。人的腸道包括小腸和大腸，此外腸內還有腸液及腸道菌群。它們各自分工明確，協同合作，共同完成食物的消化、吸收和排便這一過程。

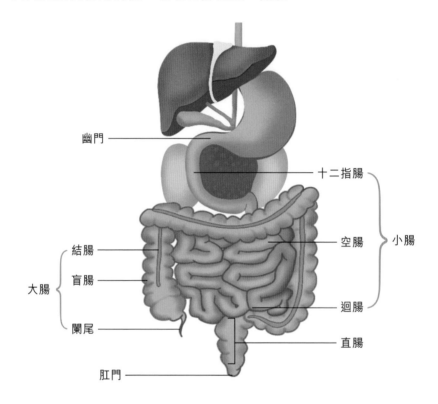

幽門

十二指腸

空腸　　小腸

結腸

盲腸　　大腸

迴腸

闌尾

直腸

肛門

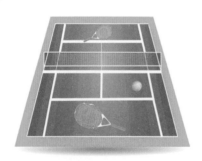

成人腸道的皺褶全部展開，面積相當於 1 個標準網球場的大小

　　腸道是消化管中最長的一段，成人的腸有 6~8 米，裏面呈皺褶狀結構，如果將這些皺褶全部展開，總面積可達 200~400 平方米，相當於 1 個標準網球場的大小。小腸的內表面長滿了細小的絨毛，上面佈滿了微小的細胞，為小腸消化和吸收食物提供了有利條件。

小腸吸收營養

　　小腸上接胃，下接大腸，分為十二指腸、空腸和迴腸三個部分。小腸長 5~7 米，內表面有許多突起。

　　小腸是食物消化吸收的主要場所，食物在小腸內停留的時間為 3~8 小時，同時，小腸也是內分泌和免疫的重要器官。

　　胃收納食物並經過初步的分解、吸收，推送到小腸。小腸通過蠕動攪拌食物顆粒，進行機械性消化；同時與分泌液、胰酶和膽汁等混合，進行化學性消化。兩種消化結合，完成對營養物質的吸收，再由小腸黏膜將營養物質通過血液輸送至全身。

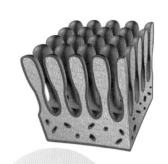

小腸內壁有許多絨毛，可以讓小腸吸收面積增大近 600 倍

大腸排泄廢物

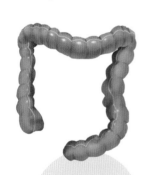

大腸功能失常會導致便秘或腹瀉

　　大腸上接小腸，下通肛門，是消化道的末段，分盲腸、結腸與直腸三部分，其中結腸又分為升結腸、橫結腸、降結腸和乙狀結腸，成人大腸全長約 1.5 米。大腸不像小腸那樣蜿蜒曲折，它像一個厚重的畫框套在小腸四周。

　　大腸裏面有多種腸道菌群，輔助小腸吸收水分和礦物質等物質；另一方面，大腸負責臨時儲存消化完的食物殘渣，並將殘渣轉化為糞便，進入大腸末端的直腸，引起便意，在大腦神經的共同作用下進行排便。

腸液負責營養轉化

　　腸可以分泌腸液，小腸液由小腸黏膜中的小腸腺分泌，大腸液由大腸黏膜表面的柱狀上皮細胞及杯狀細胞分泌。

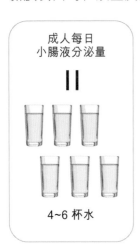

成人每日
小腸液分泌量

=

4~6 杯水

　　小腸液的作用主要是進一步分解碳水化合物、脂肪、蛋白質等物質，使這些營養方便被人體吸收；小腸液另一個作用是保護腸黏膜免受機械性損傷和胃酸的侵蝕。正常情況下，成人每天的小腸液分泌量在 1000~3000 毫升，飲水和進食都會刺激小腸分泌小腸液。

　　大腸液則為黏稠性液體，呈中性，受機械性刺激而分泌，主要作用是通過黏膜蛋白保護腸道黏膜和潤滑糞便，對食物殘渣的輸送及糞便的形成起作用。腸液分泌過多或過少都會對身體造成不利影響。

腸道菌群主宰腸道健康

　　顧名思義，腸道菌群就是腸道內的各種細菌，這裏面有三個關鍵詞：腸道、菌、群。微生物學家給了腸道菌群一個通俗易懂的定義：生存在人腸道裏的大量細菌構成的集體。

　　腸道菌群分為有益菌、有害菌和條件致病菌三類。腸道的細菌數量約佔人體總細菌量的 95%，人體的腸道內有 100 萬億個細菌，比人體細胞還多，這些細菌的總重量為 1 千克左右。它們不斷進行着新陳代謝，其「喜怒哀樂」會影響人體方方面面。

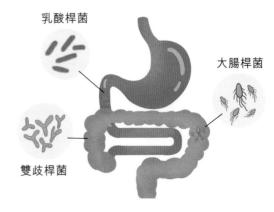

乳酸桿菌

大腸桿菌

雙歧桿菌

人體最大的「加油站」

如果一個人按壽命 70 歲、日常生活中每天攝入的食物和水重量約 2 千克來計算，每人一生大約需要吃掉 50 噸食物，相當於 17 頭大象的重量。而這些食物都需要由食道進入胃部，再到腸道進行處理。

維持人體運轉所需的營養物質的 99% 由腸道吸收，其中人體必需的多種維生素需要腸道有益菌合成。

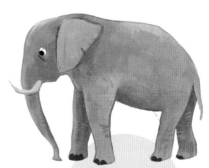

50 噸食物約等於 17 頭大象的重量

人體最大的免疫器官

腸道內有幾百種、近 100 萬億個腸道細菌，集中了人體 60%~70% 的免疫細胞，是身體免疫的「主戰場」。腸道功能健全，營養吸收好，身體的生理功能才能正常發揮。

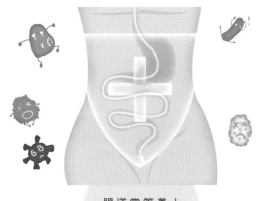

腸道掌管着人體 70% 左右的免疫力

當腸道菌群協調時，腸道的淋巴細胞能製造免疫球蛋白，破壞和滅活細菌、病毒、真菌以及寄生蟲來保護黏膜。

腸道可以清除外來的部分病原體，並產生免疫記憶，這是身體獲得免疫力的主要方式。

人體最大的「排污廠」

人體 80% 的毒素和飲食中難以消化的食物殘渣，都由腸道排出體外。一個人一生中腸道需要排出約 4000 千克糞便。

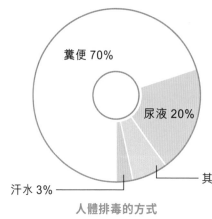

糞便 70%

尿液 20%

汗水 3%

其他 7%

人體排毒的方式

腸道是人體最大的排毒器官，承擔了人體大部分的排毒任務。在排毒的同時，它還肩負着抵禦疫病的重任。

人體排毒的方式有排便、排尿、排汗及其他。

人體第二個「大腦」

腸道是人的「第二大腦」，也會有信息的傳遞，獨立地感知、接收信號，並做出相應反應等。

越來越多的科學研究發現，腸道不僅僅有消化吸收的作用，還通過大量的神經束與大腦連接。例如，腸道將飽腹、噁心等感覺傳遞到大腦，大腦同時也會發出不同的信號調節腸道反應，並且大腦會將腸道感覺到的信息進行存儲，以備將來的決策。

人體內大約 95% 的血清素都存在於腸神經系統之中，血清素可以預防抑鬱，調節睡眠、食慾和體溫，還有助於肝臟和肺部細胞的修復等。

人體內幾乎每一種有助於大腦運作和控制的物質，都同樣被發現於腸道中。人的腸道與其情緒、心理健康息息相關。

18

不良生活習慣傷腸道

腸道有一定的自癒能力。人的體質不同，或者是後天的生活方式不同，都會導致腸道的自癒能力有強弱之差。很多我們習以為常的生活習慣都在對腸道造成損害。便秘、腹瀉是生活中最常見的腸道問題。

重口味

有口味偏鹹、喜食油膩、無肉不歡、吃新鮮蔬菜和水果較少、喜食生冷等飲食習慣，會造成腸胃負擔過重、腸道菌群紊亂，導致身體出現肥胖、腹瀉等問題。

運動不足

久坐、久臥使得腸道蠕動減少，腸道運化功能失調，引起消化不良、便秘等問題。學生、上班族需要注意，定時起身做做運動。

晚飯時間太晚，或吃夜宵

通常睡覺前 4 小時不建議進食，如果晚上吃夜宵，還攝入過多難以消化的肉類，腸道得不到休息，不僅影響睡眠質量，而且會對腸道動力造成不良影響。

精神壓力過大

長期精神緊張會導致下丘腦功能紊亂，進而影響器官功能，出現腸道紊亂等問題，表現為食慾不振、消化動力不足等。

環境污染

化工產品、農藥等污染大氣、水源、土壤等，通過生物的循環進入人體，會造成急性食物中毒或者對腸胃產生慢性危害。

濫用藥物

某些抗生素會在殺死有害菌的同時，也殺死腸道中的有益菌群，導致腸道菌群失調。

含大黃、決明子、番瀉葉等成分的「降火藥」，長期服用會產生耐藥性，引發電解質紊亂、腸道炎症甚至結腸癌等。

冰箱不是保險箱

如今，基本家家戶戶都有冰箱，很多長輩喜歡用它囤積食物；不少年輕人平時沒時間做飯，週末會買很多放在冰箱以備平時不時之需，冰箱裏的食物很容易擱置太久。

冰箱，比馬桶還髒

有調查表明，冰箱是家裏僅次於浴室的「污染重地」，平均每平方厘米竟有 12900 個細菌，細菌數量遠超馬桶。

冰箱裏面的低溫環境可以有效抑制細菌滋生和繁殖，但是，冰箱不是保險箱，有一些細菌如耶爾森菌、李斯特菌等，在低溫條件下同樣可以大量繁殖。如果食用了受感染的食物，就會引發腸道問題，因此冰箱需要經常清洗。

食物在冰箱內也有保質期

通常情況下，冷凍時間愈長，食物的營養被破壞得愈多，並且口感也會變差。冰箱冷凍層的溫度一般是 -18℃，在冰箱正常使用情況下，食物冷凍貯藏期限最好不要超過 3 個月。

家用冰箱冷凍是緩慢冷凍，不能將細菌、病毒殺死，食物在冰箱中存放太久會導致細菌和寄生蟲滋生。

生肉經過反覆解凍，細菌會增多

放入冰箱的食品	冷凍（-18℃）保質期	冷藏（4~8℃）保質期
雞肉	少於 90 天	少於 2 天
魚肉	少於 180 天	少於 2 天
豬肉、牛肉等	少於 90 天	少於 2 天
自製水餃	少於 90 天	少於 3 天

熟食最好是現做現吃，剩菜放入冰箱時最好用保鮮膜包好，一般超過 24 小時就不建議再吃了。

這樣喝水護腸道　

　　攝入水分的多少與腸道的健康息息相關，通常我們最直觀的體會就是飲水過少會導致尿液發黃、便秘、口臭等症狀。適量喝水、喝對水有助於腸道代謝。

一天飲水多少才算適量

飲水量不是愈多愈好，過量飲水會導致腸道蠕動速度過快，身體電解質流失。《中國居民營養膳食指南》建議每日攝入總液體量①如右圖。

① 每日攝入總液體量為飲水、牛奶以及蔬果等食物中的水分總量。

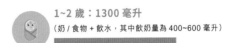

1~2 歲：1300 毫升
（奶／食物＋飲水，其中飲奶量為 400~600 毫升）

2~3 歲：600~700 毫升

4~5 歲：700~800 毫升

5~7 歲：800 毫升

7~10 歲：1000 毫升

成人：1500~1700 毫升

哺乳期女性：2100 毫升

選擇飲用水種類

白開水、礦泉水：可以促進人體對礦物質的吸收，是我們最應該喝的水。

茶和咖啡：可以調節血管的舒張和收縮狀態，減輕血管硬化的程度，但它們所含的咖啡因也有一定刺激性，建議每天攝入量不超過 300 毫升。

牛奶：含有豐富的營養，但是不能以牛奶代替飲水，那樣的話人體所需的很多元素都會超量，會造成肥胖，對心血管也不好。成人每日攝入牛奶量以 300 毫升為宜。

　　需要注意的是，市場上常見的飲料大都含有很高的能量及較多的甜味劑或糖分，不能當水飲用。

吃好早餐，喚醒腸道活力 013

腸道的規律運動依賴於三餐定時定量，而適量、適時的早餐是一天飲食的開端。

不吃早餐會導致午餐進食過多，晚餐時間容易推遲。如果早餐進食過多，也會導致午餐食慾減退，間接導致晚餐進食過多。

早餐最佳時間是早上 7~9 時，傳統的早餐如一碗加雞蛋、蔬菜的麵條可以滿足上午的營養需求，在早餐和午餐的中間，可以適量攝入牛奶或一些水果、堅果類零食等。

每天早晨吃 1 個雞蛋，可補充優質蛋白質

營養午餐，腸道能量足 014

午餐可以安排在吃完早餐的 4~5 小時後，午餐不僅可以補充上午消耗的能量，而且還提供人體下午所需的能量。合理進食午餐，可以使腸道代謝更充分，營養吸收更全面。

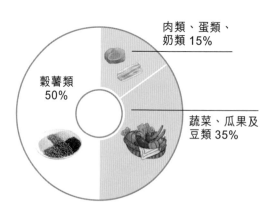

肉類、蛋類、奶類 15%

穀薯類 50%

蔬菜、瓜果及豆類 35%

午餐建議吃七成飽，最佳午餐進食比例，穀薯類約佔 50%，蔬菜、瓜果及豆類約佔 35%，肉類、蛋類、奶類等約佔 15%。

晚餐從簡，腸道負擔輕

　　晚餐最好在晚上 8 時前吃完，因為晚餐後 3 小時是腸道消化運轉的時間，如果進食太晚，腸道會在入睡後繼續工作，影響腸動力，也不利於清除腸道裏面的有毒物質和食物殘渣。

　　晚餐不宜攝入過多蛋白質食物，因為晚餐後活動量減少，過多的蛋白質難以消化會滯留於腸道中，產生硫化銨等有害物質，刺激腸壁，增加腸癌發生風險。

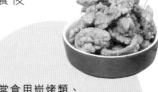

　　晚餐宜選擇脂肪少、易消化的食物，比如雜糧粥、米飯、蔬菜、豆類、菌菇等素食，也可以吃一些做法清淡的炒肉片、丸子湯等，盡量不要吃難以消化的煎炸類純肉食食物。

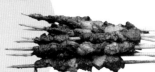

經常食用炭烤類、油炸類食物，會增加腸胃負擔，不利於健康

葷素搭配，腸道不累

5% 脂肪、油、糖

20% 肉、魚、奶、蛋類

35% 水果、蔬菜

40% 穀物

　　合理的膳食結構，可以使身體獲得均衡的營養，蛋白質、碳水化合物、脂肪、維生素、礦物質等多種營養物質適量、全面地攝入，有利於維持正常體重。

　　攝取食物多樣化，還有利於保持良好腸道微生態。長期偏食會導致菌種比例失調，容易引發過敏及腸道疾病。

不留宿便腸健康

　　排便可以代謝毒素，不留宿便是保持健康的方法之一。正常情況下，排便以一天 1 次為最佳，一般超過 3 天才排便，並且有排便困難、大便乾燥的情況就需要引起注意。

　　有研究表明，糞便長時間存於腸內，容易造成腸道功能下降，消化功能也會受到影響。經常便秘的人，在排便過程中還可能導致血壓上升。

宿便會產生毒素

腸道內的宿便經發酵後會產生毒素，令人腹部脹滿、食慾不振，導致面部色素不正常沉着，出現黃褐斑、痤瘡、皮疹等。

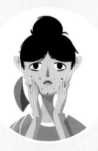

宿便阻礙身體吸收營養

宿便會影響小腸絨毛活力，從而影響身體的營養吸收。

宿便導致肥胖

宿便還會將小腹撐大，並擠壓內臟，導致肥胖，並伴有疲乏、貧血、勞累、失眠、焦慮等症狀，使生活質量大大降低。

宿便易導致習慣性便秘

宿便壓迫腸壁，刺激腸黏膜，腸蠕動變慢，容易導致習慣性便秘和頑固性便秘。

當排便不暢時，可以晨起喝一杯溫水，適當增加飲水量；增加膳食纖維的攝入，比如適當多食新鮮的蔬菜等；增加運動量的同時不要吃辛辣、刺激、寒涼食物。若無明顯改善，則需要去醫院就診。

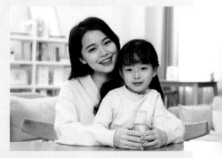

晨起喝一杯溫水，有助於改善便秘

萬病始於腸

西方醫學之父希波克拉底（Hippocrates，公元前 460 年 公元前 370 年）在兩千年前説過「萬病始於腸」。腸道出現問題，可以導致多種疾病，如過敏、哮喘、糖尿病、肥胖、類風濕性關節炎、慢性疲勞綜合症、皮膚問題和癌症等。

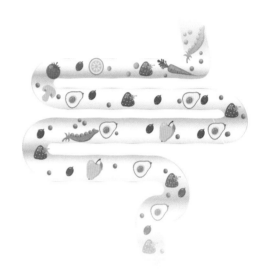

腸道有數量龐大的菌群，這些細菌負責食物營養的轉化與吸收，對食物中的致病菌、病毒等產生屏障作用，同時還可以消除毒素。腸道細菌還能調控身體的炎症，降低罹患多種慢性病的風險。

腸道與我們身體的免疫系統、神經系統、血液循環系統及內分泌系統都息息相關。保持腸道的健康與活躍，是保證身體健康的基礎。

🚨 腸道問題導致

肥胖、便秘或腹瀉、痤瘡、抑鬱、焦慮、偏頭痛、心腦血管疾病、類風濕疾病、血脂異常、糖尿病、肝臟疾病和營養不良等。

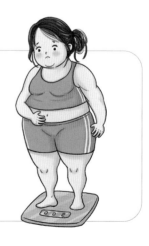

測測你的腸道年齡

腸道是人體重要的消化器官，也是人體最大的排毒器官，因此，腸道的狀態決定了人的容顏和美麗。你的腸道是否健康，你的腸道「老不老」，或許能在下面的自測題中找到答案。

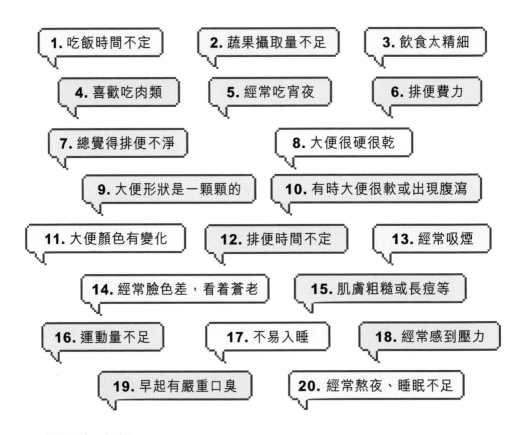

1. 吃飯時間不定
2. 蔬果攝取量不足
3. 飲食太精細
4. 喜歡吃肉類
5. 經常吃宵夜
6. 排便費力
7. 總覺得排便不淨
8. 大便很硬很乾
9. 大便形狀是一顆顆的
10. 有時大便很軟或出現腹瀉
11. 大便顏色有變化
12. 排便時間不定
13. 經常吸煙
14. 經常臉色差，看着蒼老
15. 肌膚粗糙或長痘等
16. 運動量不足
17. 不易入睡
18. 經常感到壓力
19. 早起有嚴重口臭
20. 經常熬夜、睡眠不足

20 個選項中，選擇

0 項：説明腸道年齡比實際年齡年輕，是理想狀態；

4 項或以下：腸道年齡＝實際年齡 +5 歲，腸道年齡比實際年齡稍高一點，要注意腸道健康；

5~10 項：腸道年齡＝實際年齡 +10 歲，腸道已有老化情況，要注意飲食及作息調理；

11~15 項：腸道年齡＝實際年齡 +20 歲，腸道已老化並走下坡路，要徹底改變飲食及生活習慣；

16 項或以上：腸道年齡＝實際年齡 +30 歲，腸道健康狀況非常糟糕，提醒你需要尋求醫生的幫助了。

腸年輕，人就年輕

　　人的健康程度不完全由年齡決定，很大部分取決於腸道健康。腸道健康的人會呈現以下特點，看起來顯年輕。

免疫力好

在腸道內有益菌多的情況下，較為活躍的免疫細胞可以殺滅有害菌，減少致病菌及病毒的侵入，從而使患病概率大大降低。即使偶有發病，也能很快痊癒。

記憶力好

好記性並不專屬年輕人，如果腸道能得到很好的保養，有助於保持良好的記憶力。腸道健康，吸收營養及運轉能力強，腦部也能獲得充足的營養，有助於保持大腦細胞活躍和代謝。

精神狀態好

腸道被稱為人的「第二大腦」，不僅影響腸道蠕動、血液流速、消化液和多種激素分泌，還會影響心理活動。腸道健康，菌群有序，會使大腦更容易感受愉悅和積極的情緒。

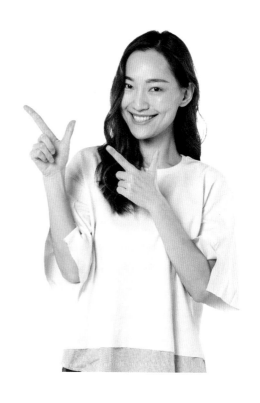

皮膚狀態好

腸道活力比較好，腸道內的廢物可以及時排出，血液就會比較乾淨，體內毒素較少，就會使面部看起來更光潔，極少出現痤瘡、面色暗沉等肌膚問題。

老年人：飲食調理

老年人容易因腸道菌群失衡出現消化不良、胃酸、脹氣、腹瀉等問題。重視腸道的養生和保健有利於祛病延年，使老年人安享晚年生活。

老年人護腸道，飲食上需要注意：一是飲水，飲用潔淨的水，每天攝取充足的水分，有利於軟化糞便。二是宜食用熟軟的食物，促進腸道消化吸收及排泄。三是注意適量增加富含膳食纖維的食物攝入，如薯類、蔬菜、海帶、蘋果等，促進消化。

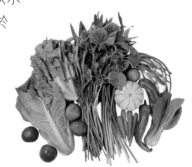

最後，尤其要注意不讓身體受涼，每天進行不少於 30 分鐘的運動。

上班族：加強運動

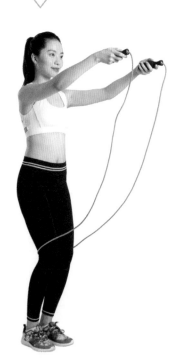

對上班族來說，引發腸道問題的原因主要是吃飯不規律、作息不規律、精神壓力大等。飲食不規律，腸胃功能紊亂，胃液、腸液分泌失調，對消化道黏膜造成傷害，很容易引發消化性潰瘍。另外，憋大便的習慣也會導致習慣性便秘。

除了需要堅持合理的飲食，上班族還需要加強運動。工作之餘培養 1~2 項運動類的愛好，可以有效增強身體免疫力，如跳繩、打羽毛球、游泳等，都可以增強腸胃功能。

年輕人：重視體檢

很多年輕人喜歡熬夜，飲食上口味偏重。不健康的生活作息及飲食習慣都會對腸道造成損害。

定期體檢很重要。很多年輕人對自己的身體有種盲目的自信，總覺得自己很年輕，不會有甚麼大問題，就忽視了定期體檢，或在身體出現不適時不及時就診。

歷年來，癌症等重大疾病患者中，年輕人比例逐漸增加是個值得注意的問題。

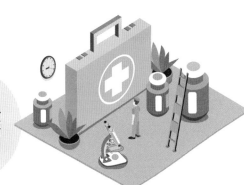

定期體檢可以發現人體潛在的健康隱患

保護兒童：適度清潔

胎兒生活在無菌環境裏，出生後會經歷一個菌群建立的過程。

一些有害菌會藏在嬰兒奶瓶或水杯吸管裏，人工餵養的寶寶需要注意餵養工具的清潔，定期進行高溫消毒或紫外線消毒。小寶寶喜歡啃咬玩具，容易攝入玩具上的有害物質，引發一系列腸道問題。

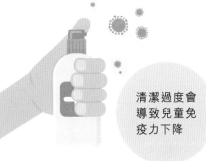

清潔過度會導致兒童免疫力下降

有的家庭會大量使用消毒劑等，過度清潔也不利於寶寶免疫系統的建立。多帶寶寶接觸大自然，有利於寶寶免疫系統的發育。接觸自然環境較多的寶寶更不易過敏，身心也更健康。

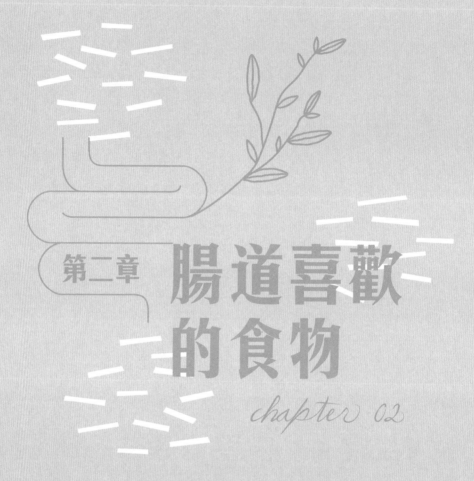

第二章　腸道喜歡
的食物

chapter 02

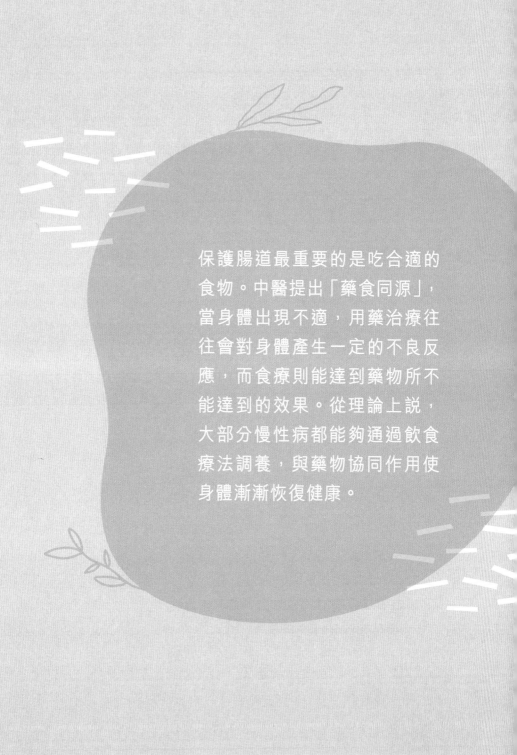

保護腸道最重要的是吃合適的食物。中醫提出「藥食同源」，當身體出現不適，用藥治療往往會對身體產生一定的不良反應，而食療則能達到藥物所不能達到的效果。從理論上說，大部分慢性病都能夠通過飲食療法調養，與藥物協同作用使身體漸漸恢復健康。

種類	食物	膳食纖維 （克/100克）
穀薯類	魔芋精粉	74.4
	玉米糝（黃）	3.6
豆類	黃豆	15.5
	青豆	12.6
蔬菜和藥食 兩用植物	枸杞子	16.9
水果	番石榴	5.9
	椰子	4.7
菌藻	松蘑（乾）	47.8
	冬菇（乾）	32.3
	木耳（乾）	29.9

膳食纖維雖不能被小腸吸收，但是可以「飼養」腸道微生物。腸道微生物發酵膳食纖維產生的產物，可以幫助腸道保持健康，使腸道不易被感染。

膳食纖維能吸水溶脹，增加食糜的體積，可以促進腸道蠕動和消化液的分泌，促進體內毒素的排出，降低大腸癌等腸道疾病的發病風險。

正常成年人建議每日攝入膳食纖維 25~35 克，包括全穀物、薯類、蔬菜和雜豆等。

益生菌，腸道「守護者」 026

腸道菌群分為有益菌、中性菌和有害菌。益生菌屬有益菌，起到對抗有害菌的作用，多種乳酸桿菌和雙歧桿菌屬益生菌。益生菌有助於平衡腸道菌群，維持腸道健康，起到調節便秘和腹瀉的作用。

日常生活中，可以經常攝入含有益生菌的發酵食物，益生菌含量較多的代表性食物是一些發酵食品，如芝士、納豆、豆豉、乳酪等。

益生元，調理腸道菌群

益生元是可以促進益生菌生長的營養素，能夠調理腸道菌群使其保持均衡。常用益生元以低聚糖類物質為主。低聚糖含量較高的食物有蘆筍、小麥、洋蔥、大蒜、香蕉等。

果膠可以為腸道中的有益菌提供能量，促進有益菌的繁殖和生長，果膠含量較多的水果有蘋果、橘子、紅肉柚子等。

低聚糖可以提供雙歧桿菌和乳酸菌等益生菌生長所需要的營養物質，抑制某些有害菌的大規模繁殖，創造較為健康的腸道環境，降低罹患腸道息肉和大腸癌的風險。

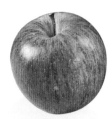

每天食用 1 個蘋果可降低患腸道癌症風險

B 族維生素，排毒小能手

B 族維生素可以增強腸道蠕動，促進體內廢物及毒素的排出。腸道吸收的毒素進入肝臟，會加重肝臟的負擔，而 B 族維生素對肝細胞有修復功能，有利於排毒。

富含B族維生素的食物

分類	代表性食物	特點
維生素 B_1	葵花子、花生米、松子仁、大豆，帶皮的全穀類食物如胚芽米等；番茄、橘子、香蕉、葡萄、梨等水果；豬瘦肉、雞肝等	水溶性維生素
維生素 B_2	蘑菇、海帶、紫菜、動物肝臟、雞蛋、鱔魚、河蟹等	動物肝臟及蛋黃、乳類食物含量較多
維生素 B_6	蛋黃、小麥胚芽、酵母、動物內臟、瘦肉、奶、大豆、香蕉、花生米、核桃等	人體內某些輔助酶的組成成分，參與多種代謝反應
維生素 B_{12}	動物肝臟、肉類、蛋類、蠔等	只有動物性食物中才含有

酶，促進腸道代謝

酶，即俗稱的「酵素」，是一類催化劑，可以有效促進腸道的新陳代謝，實現營養和能量轉換等許多催化過程。酶可以調節菌群平衡，改善腸道菌群狀況。

大多數酶由蛋白質構成，不同種類的酶可以促進不同營養的分解與吸收，對食物中較難消化的蛋白質、脂肪等分解與吸收有很大的作用。另外，酶還可以啟動人體排毒功能，對排出體內積存的毒素效果顯著。

一般情況下不需要專門補充酶，尤其是不要隨意服用市場上打着補充酶的名義來推廣的口服酶製品。蛋白質是酶的主要構成物，均衡膳食是最健康的補充酶的方式。另外，還需要補充一些維生素，因為維生素是酶的輔酶，能輔助活化酶。

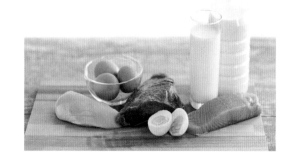

硒元素，清除自由基

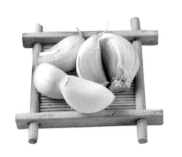

有研究表明，身體缺乏硒元素，更易患腸炎等疾病，適當地補充硒元素，有助於一些腸道疾病的治療，改善腸道菌群，提高腸道免疫力。

含硒元素較高的食物有蠔、蛋類、大蒜、魔芋、魷魚乾、海參、貽貝、松蘑等，也可以遵醫囑適當服用硒補充劑。

糙米：調節免疫力

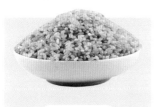

清腸功效

　　糙米是一種脫殼後不加工或加工較少的全穀粒米，與大米相比顏色偏黃，糙米的米糠層中含豐富的膳食纖維，有助於腸道蠕動，對胃病、便秘、痔瘡等消化道疾病有一定食療效果。

　　糙米中的蛋白質、維生素含量都優於精米白麵，能調節人體免疫功能，促進血液循環，不僅可以加速腸道蠕動，還有利於預防心血管疾病和貧血。

雜糧粥

材料： 糙米、紅豆、糯米、黑米各 30 克。

做法： 1. 將備好的食材用清水洗淨，浸泡 8 小時。

　　　　2. 把浸泡好的食材放入高壓鍋內，加入適量清水，高壓鍋燜煮 1 小時即可。

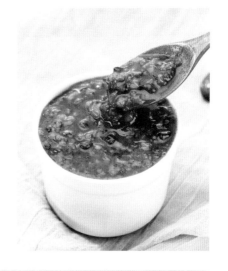

清腸小偏方

炒製的糙米泡水可以做成糙米茶，每天飲用可以使排便通暢。

蕎麥：消毒抗炎

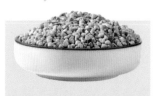

清腸吃法

蒸製、煮粥、磨粉

主要營養素

賴氨酸、膳食纖維、
B 族維生素、磷、
鐵、鎂、鉀、鋅等

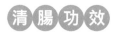 **清腸功效**

　　中醫認為蕎麥性涼，味甘，有健脾益氣、開胃寬腸、消食化滯的功效。

　　現代醫學認為蕎麥含有豐富的膳食纖維，能促進腸道蠕動，起到潤腸通便的作用。蕎麥本身能量比較低，而且含有水溶性膳食纖維，能夠吸水膨脹，增加飽腹感，幫助控制過多能量的攝入，有調理肥胖的作用。

　　但是也要注意蕎麥不能一次性食用太多，否則容易造成消化不良和腹瀉。

蕎麥綠豆粥

材料：蕎麥、綠豆各 50 克。

做法：1. 將蕎麥和綠豆洗淨後，用清水浸泡 8 小時。

　　　　2. 將泡好的蕎麥和綠豆放入電飯煲中，加入適量清水，選擇煮粥模式即可。

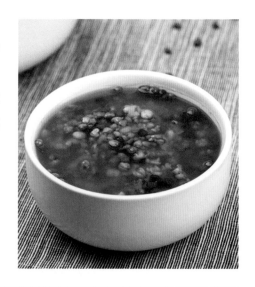

清腸小偏方

蕎麥磨成粉，炒至微黃，每天取 10 克，以水煮稀糊食用，對急性腹痛、夏季腸胃不和有一定的緩解作用。

赤小豆：利濕減肥

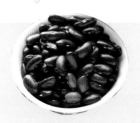

清腸吃法

蒸製、煮粥、磨粉

主要營養素

碳水化合物、脂肪、
蛋白質、胡蘿蔔素、
鈣、鐵、鉀等

清腸功效

中醫認為，赤小豆味甘、酸，性平，歸心、小腸經，有健脾益氣、利水除濕、清熱解毒的功效。赤小豆可以與薏米、紅棗等一起煮粥，是祛濕食療佳品。

赤小豆中含有人體必需的鈣、鐵、鉀等礦物質，常食可以有效調理體內濕氣，緩解水腫，改善因水腫導致的四肢無力症狀；並且有清血、消除疲勞的作用，適當食用對貧血、心臟病和腎病患者有益。

冬瓜赤小豆扁豆湯

材料： 冬瓜 600 克，赤小豆、扁豆、茯苓
各 30 克，瘦肉 300 克、蜜棗 3 粒。

做法： 1. 冬瓜去籽，洗淨，連皮切大塊。

2. 瘦肉洗淨，切塊。

3. 赤小豆、扁豆、茯苓、蜜棗一同
洗淨，放入鍋內，加適量水煮
開，加入冬瓜及瘦肉煮開，轉小
火煲 1.5 小時即可。

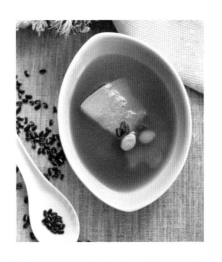

小偏方 清腸

赤小豆和鯉魚煮爛食用，可以輔助治療腎炎水腫、肝硬化腹水，同時可以改善孕期水腫。

綠豆：解毒、降脂

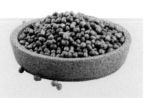

清腸吃法

蒸製、煮粥、磨粉

主要營養素

蛋白質、脂肪、碳水化合物、B族維生素、胡蘿蔔素、鉀、膳食纖維等

清腸功效

中醫認為，綠豆味甘，性寒，入心、胃經，有益肝、清熱、降脂、排毒的功效，每日適量食用有助於腸道排毒。

綠豆含有蛋白質、鉀、煙酸等，有利尿消腫、調血脂的作用。

綠豆中含有豐富的鞣質和黃酮類化合物，可與有機磷農藥、汞、砷化合物結合形成沉澱物，減少毒素對消化道的侵襲。

粟米綠豆飯

材料：綠豆、粟米、大米各30克。

做法：1. 綠豆洗淨，清水浸泡4小時；粟米洗淨，剝下粟米粒；大米淘洗乾淨。

2. 將備好的食材放入電飯煲中，加入適量清水，選擇煮飯模式煮熟即可。

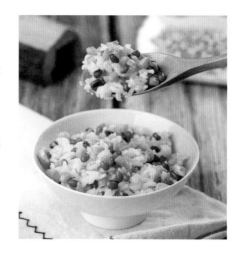

清腸小偏方

綠豆和薄荷一起煮爛食用，有清腸排宿便、降肝火等作用，還可緩解嗓子疼、體熱等症狀。

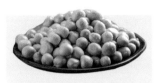

清腸吃法

蒸製、煮粥、磨粉

主要營養素

蛋白質、胡蘿蔔素、膳食纖維、碳水化合物、鉀、鈣等

清腸功效

中醫認為，豌豆有益脾和胃、生津止渴、利小便的功效，主治脾虛氣弱、嘔吐以及腹瀉等腸胃不適症狀。

豌豆不僅口感好，而且營養價值較高。豌豆富含膳食纖維，可以潤腸通便。豌豆使人產生飽腹感的同時能量較低，因此是適合減肥的食物。

豌豆含有豐富的胡蘿蔔素，有護眼功效，上班族、眼睛不好的人可以適當多食用一些豌豆。

豌豆炒蝦仁

材料： 蝦仁 150 克，鮮豌豆 100 克，鹽適量。

做法： 1. 將鮮豌豆洗淨，放入開水鍋中，焯燙一下。

2. 鍋內放入油，燒熱後，將蝦仁入鍋，翻炒。

3. 放入焯好的鮮豌豆，翻炒至熟，加鹽調味即可。

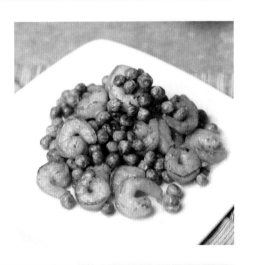

小偏方 清腸

豌豆 60 克，香薷 15 克，煎水，溫服，可緩解嘔吐、腹瀉。

燕麥：腸道「清洗工」

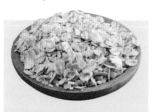

清腸吃法

煮粥、磨粉

主要營養素

蛋白質、膳食纖維、磷、鐵、鈣、維生素 B_1、維生素 E 等

清腸功效

　　燕麥吃起來有種黏糊糊的口感，這種黏糊糊的東西就是 β-葡聚糖，它是燕麥最重要的成分。β-葡聚糖屬可溶性膳食纖維，它雖然不能被人體吸收，但可以在大腸中吸水發酵，改善腸道環境，促進排便，對預防便秘和腸癌有益。

　　燕麥還含有亞油酸、多種維生素和鈣、鐵、磷等礦物質，做成即食麥片，沖泡即可食用，營養豐富且製作簡便，非常適合當早餐。

牛奶燕麥片

材料：燕麥片 40 克，牛奶 150 毫升，堅果、果乾各適量。

做法：1. 將燕麥和牛奶混合。

　　　　2. 微波爐高火加熱 2~3 分鐘。

　　　　3. 加入適量堅果和果乾，以增加風味。

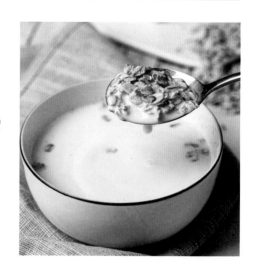

清腸小偏方

燕麥和牛奶同食，飽腹感加倍，且能促進腸道蠕動。燕麥一次不宜吃太多，否則會造成胃痙攣或脹氣，最佳食用量是每餐 40 克左右。

粟米：預防腸炎

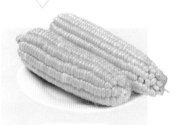

腸通無阻 200 解・第二章

清腸吃法

燉湯、煮食、炒製

主要營養素

蛋白質、膳食纖維、胡蘿蔔素、維生素E、鈣、鉀等

清腸功效

中醫認為粟米性平，味甘，入肝、腎、膀胱經，有利尿消腫、健脾滲濕、平肝利膽的功效。

粟米富含膳食纖維，能有效加速腸道蠕動，縮短食物殘渣在腸道內的停留時間，促進排便，可有效預防腸炎。

粟米中含有豐富的維生素E，可抗氧化，延緩衰老，對動脈硬化也有一定的預防作用。

粟米青豆粥

材料：粟米 30 克，青豆 25 克，大米 50 克。

做法：1. 新鮮粟米洗淨，剝下粟米粒；青豆、大米分別淘洗乾淨。

2. 將所有食材放入電飯煲中，加入適量清水，選擇煮粥模式煮熟即可。

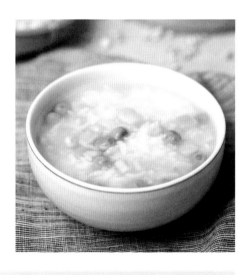

清腸小偏方

粟米粒 200 克，牛奶 100 毫升，水適量，將它們一起倒入榨汁機中榨成汁即可。有減肥瘦身、緩解便秘症狀的作用。

芋頭：保護腸道

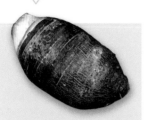

清腸吃法

燉湯、煮食、炒製

主要營養素

蛋白質、碳水化合物、B 族維生素、鈣、鉀、磷等

清腸功效

中醫認為芋頭味甘、辛，性平，具有益胃、寬腸、通便、解毒、補中益氣、消腫止痛、散結、化痰等功效。

芋頭中的黏液蛋白可在消化道壁形成一層保護膜。

芋頭含有豐富的碳水化合物、鉀，有助於增強腸動力。

香菇芋頭飯

材料：大米 100 克，芋頭 200 克，鮮香菇 30 克，鹽適量。

做法：1. 大米洗淨；芋頭洗淨，去皮，切小塊；香菇洗淨，去蒂，切片。

2. 將所有食材放入電飯煲中，加入適量水和鹽，電飯煲選擇煮飯模式煮熟即可。

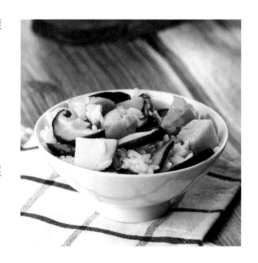

清腸小偏方

秋冬氣候會比較乾燥，適合喝芋頭紅薯湯。可以將等量的去皮紅薯和芋頭切滾刀塊，一同煮湯，好喝又營養，還能幫助通便排毒。

紅薯：通便排毒

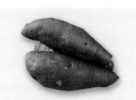

清腸吃法
煮食、炒製、蒸製

主要營養素
蛋白質、碳水化合物、B 族維生素、鈣、鉀、磷等

清腸功效

中醫認為，紅薯性平，味甘，能補中、和血、暖胃。常食紅薯有利於寬腸胃、通便。

紅薯富含膳食纖維，有促進腸道蠕動、預防便秘和結直腸癌的作用。紅薯中的黏液蛋白能保持血管壁彈性，預防動脈粥樣硬化。

食用紅薯會刺激胃酸分泌，因此胃潰瘍患者或胃酸過多者不宜過量食用。

紅薯粥

材料：紅薯 80 克，小米 50 克，熟黑芝麻適量。

做法：1. 紅薯洗淨，去皮，切塊；小米洗淨。

2. 鍋內倒入清水，放入小米和紅薯塊，大火煮沸，轉小火繼續煮至粥稠。

3. 出鍋前加入熟黑芝麻即可食用。

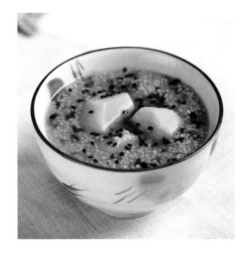

清腸小偏方

紅薯藤、川木瓜各 60 克，鹽少許，三味共炒黃，煎水服用，可用於緩解腹痛、腹瀉。

紅蘿蔔：利膈寬腸

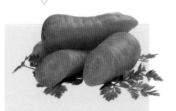

清腸吃法

燉湯、炒製、煮粥

主要營養素

碳水化合物、蛋白質、膳食纖維、胡蘿蔔素、鈣、鉀等

清腸功效

　　紅蘿蔔含有豐富的膳食纖維，吸水性強，可促進腸道蠕動，幫助食物消化吸收。

　　紅蘿蔔中豐富的胡蘿蔔素可以在體內轉化成維生素 A，能夠促進眼內感光色素的生成，緩解眼疲勞與乾澀。常吃紅蘿蔔還可以促進骨骼生長。

　　胡蘿蔔素屬脂溶性物質，因此最適合炒製或同肉類一起煮，以促進營養成分的吸收和利用。

牛肉炒紅蘿蔔

材料：牛肉 150 克，紅蘿蔔 100 克，醬油、鹽、粟粉各適量。

做法：1. 牛肉洗淨切條，放入醬油、鹽、粟粉醃製 30 分鐘；紅蘿蔔洗淨，切條。

2. 鍋中倒入油，將牛肉條入鍋炒熟，盛出。

3. 重新起鍋燒油，將紅蘿蔔條放入鍋內，炒熟後放入牛肉條一起炒勻，加鹽調味即可。

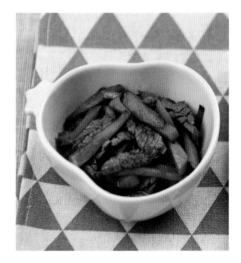

清腸小偏方

紅蘿蔔與魚、瘦肉、紅棗、陳皮同煮，吃肉飲湯，可調理脾胃氣虛。

秋葵：修復腸黏膜

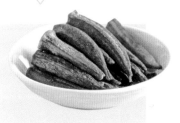

清腸吃法
涼拌、炒製

主要營養素
碳水化合物、多種維生素、蛋白質、果膠、鐵、鈣、硒等

清腸功效

　　秋葵含有豐富的膳食纖維，可促進腸道蠕動，增強消化功能。經常食用秋葵，可以潤腸通便，改善便秘。

　　秋葵含有豐富的果膠，有利於腸黏膜的修復，尤其適合腸胃炎症患者食用。秋葵子含有豐富的多酚類物質，可以起到一定的抗氧化作用。

　　秋葵偏涼，腸胃虛寒者或經常腹瀉的人不宜過量食用。

秋葵炒木耳

材料： 秋葵 200 克，木耳（已浸軟）30 克，熟紅芸豆、熟粟米粒、醬油、鹽、蒜末各適量。

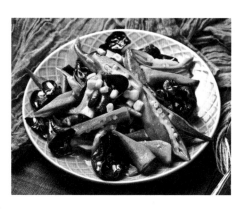

做法：
1. 木耳、秋葵洗淨，沸水焯熟，過涼，瀝乾。
2. 秋葵去蒂，切段。
3. 鍋中放油，油熱後放入蒜末爆香，再放入秋葵段、木耳、紅芸豆和粟米粒一同翻炒。
4. 最後淋上少許醬油，翻炒均勻，下鹽調味，大火收汁即可。

清腸小偏方
嫩秋葵洗淨，放入沸水中焯燙 3 分鐘，撈出，以蔥花、醬油拌勻，食用可潤腸通便。

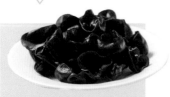

清腸功效

木耳的含鐵量較高，可以補充身體所需的鐵質。常食用木耳可以養血駐顏，使人肌膚紅潤。

木耳含有豐富的膳食纖維，能促進腸道蠕動，緩解便秘，促進腸道排毒。木耳還可以促進食物殘渣的排出、減少腸道對脂肪的吸收，從而起到控制體重的作用。

清腸吃法

涼拌、炒製、燉湯

主要營養素

B 族維生素、維生素 K、膳食纖維、鐵、鈣、磷等

山藥炒木耳

材料： 鮮山藥 150 克，乾木耳 10 克、芹菜 30 克，鹽、蒜末各適量。

做法： 1. 木耳用水浸軟、去根，撕成小朵；鮮山藥去皮、切條；芹菜洗淨，切段

2. 熱鍋燒油，放入蒜末爆香，放入山藥條、木耳和芹菜段，大火翻炒。

3. 炒熟後撒上少許鹽，翻炒均勻即可。

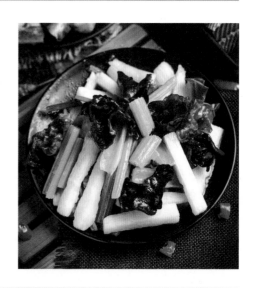

清腸小偏方

取乾木耳 3 克，柿餅、紅糖各 25 克，同置鍋中，加適量水煮湯。每日喝 1 小碗，連喝 7 天，可以活血祛瘀，有助於防治痔瘡。

大白菜：通利腸胃

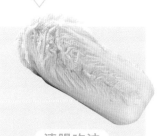

清腸吃法

涼拌、炒製、燉湯

主要營養素

多種維生素、膳食纖維、鈣、磷、鉀等

清腸功效

中醫認為大白菜性微寒，味甘，入胃、腸、肝、腎、膀胱經，具有養胃生津、除煩解渴、利尿通便、清熱解毒、止咳解酒等功效。

大白菜含有豐富的維生素和水分，經常吃大白菜可預防維生素 C 缺乏症，還有解毒和嫩膚作用。

大白菜含有豐富的膳食纖維，經常吃能促進腸道蠕動，幫助消化，有效改善便秘症狀。

醋溜白菜

材料： 大白菜 200 克，鹽、醋、醬油、蔥花、蒜末、薑末各適量。

做法： 1. 大白菜洗淨，斜刀切成薄片。

2. 鍋中放油，油熱後放入蔥花、薑末、蒜末爆香。

3. 放入切好的大白菜片，翻炒至大白菜變軟。

4. 調入適量醬油、鹽和醋，翻炒均勻即可。

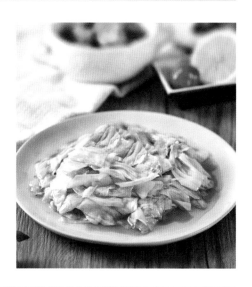

清腸小偏方

烏梅白菜湯： 大烏梅 5 個，大白菜葉 7 片切段一同放入鍋中，煮水飲用，可以起利水消腫、開胃促食的作用，還可緩解咽喉腫痛、調理腸道功能。

西蘭花：預防結腸癌

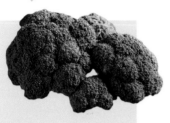

清腸功效

西蘭花含有抗癌活性酶，能減少結腸炎症的發生，降低結腸癌的發病率。

西蘭花含有豐富的維生素 K，能使血管壁韌度加強，不容易受傷破裂。常吃西蘭花可增強肝臟解毒能力，並能提高機體免疫力。

西蘭花含有豐富的可溶性膳食纖維，可以促進腸道蠕動，預防便秘，但也會加重脾胃虛弱者的消化負擔，因此消化系統較弱或生病時不宜吃過多西蘭花。

清腸吃法
炒製、蒸製、涼拌

主要營養素
膳食纖維、維生素K、維生素C、鈣、磷等

蒜蓉西蘭花

材料：西蘭花 400 克，蒜末、鹽各適量。

做法：
1. 西蘭花洗淨後切小朵，沸水焯燙，過冷河，瀝乾水分。
2. 鍋中放油，油熱後放入蒜末爆香。
3. 放入西蘭花大火翻炒，加入鹽翻炒均勻即可。

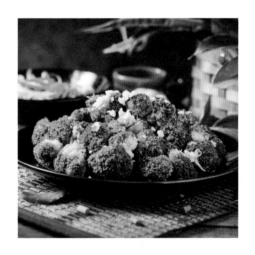

清腸小偏方
西蘭花 50 克，煮湯多次飲用，不僅可以清熱解渴、利尿通便，還能潤肺止咳。

海帶：腸蠕動「加速器」

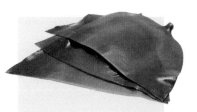

清腸功效

海帶含有豐富的膳食纖維，能促進腸道蠕動。

海帶中含有褐藻酸，可降低腸道吸收放射性元素鍶的能力，並將其排出體外。

海帶中還含有豐富的甘露醇，而甘露醇具有利尿消腫的作用，對腎功能衰竭、老年性水腫、藥物中毒等有一定的輔助食療作用。

清腸吃法

蒸製、燉湯、涼拌

主要營養素

蛋白質、膳食纖維、碘、鈣、褐藻酸、昆布多糖等

海帶豆腐湯

材料： 豆腐 300 克，海帶 150 克，蔥絲、鹽各適量。

做法： 1. 豆腐洗淨，切塊；海帶用清水泡開，切段。

2. 鍋中水燒開，把豆腐塊、海帶段、蔥絲放入湯中，中火煮 10 分鐘，出鍋前加鹽調味即可。

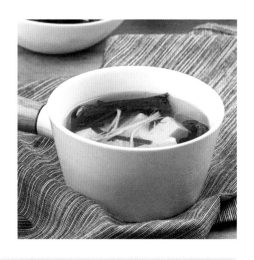

小清偏腸方

把海帶切成大片，將豬肉餡加入其中，卷成長卷，放入鍋中蒸熟後，切小段食用。能有效增強腸道蠕動。

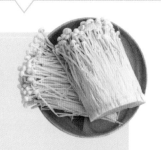

清腸吃法

炒製、蒸製、涼拌

主要營養素

蛋白質、多種維生素、膳食纖維、鈣、鎂、鉀等

清腸功效

金針菇性寒，味鹹，能利肝臟、益腸胃。常食金針菇有助於消除身體疲勞。金針菇含有大量膳食纖維，可以促進腸道蠕動，有助於緩解便秘。

金針菇含 B 族維生素，有助於促進新陳代謝和營養吸收，對生長發育也大有益處。

需要注意的是，金針菇為寒性食物，可以與溫性食物搭配食用，脾胃虛寒者不宜多吃。

蒜蓉金針菇

材料：金針菇 200 克，蒜末、醬油、蔥花各適量。

做法：1. 金針菇洗淨，瀝乾水分，擺盤備用。

2. 熱鍋燒油，加蒜末，小火翻炒出香味，再放入少許醬油。

3. 將做好的醬汁均勻地倒在金針菇上。

4. 上鍋蒸熟，撒上蔥花，即可出鍋。

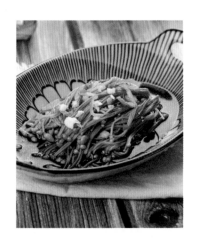

清腸小偏方

金針菇肉片湯：金針菇 150 克，豬瘦肉 200 克。金針菇洗淨，瘦肉切片。燒開水，先煮熟肉片，再加入金針菇，加適量鹽，煮熟即可。此湯可以補益腸胃。

香菇：有助於減肥

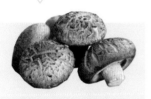

清腸吃法

炒製、煮粥、燉湯

主要營養素

膳食纖維、蛋白質、碳水化合物、多種維生素、磷、鐵、多糖等

清腸功效

香菇性平，味甘，有補肝腎、健胃、益智安神、美容養顏之功效。

香菇中的膳食纖維有助於增強腸道蠕動，可幫助機體清除體內有害物質，改善和預防便秘。同時，它還能抑制腸道對脂肪的吸收，有助於減肥。

香菇中富含多種微量元素、維生素和核糖類物質，能夠促進血液循環和皮膚細胞新陳代謝，抑制黑色素生成，保持肌膚潤澤。

香菇炒小白菜

材料：小白菜 200 克，乾香菇 5 朵，鹽適量。

做法：1. 小白菜洗淨，入沸水鍋中焯熟。

2. 乾香菇浸軟後切小塊。

3. 鍋內放入油燒熱，將香菇塊、小白菜放入鍋中翻炒，加鹽調味，收汁即可。

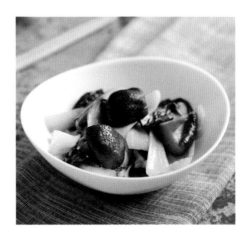

清腸小偏方

香菇 5 朵，蓮子 3~10 克，燉湯飲用。可補脾、澀腸，對小兒消化不良也有一定緩解作用。

大蒜：解毒、止瀉

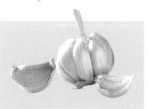

清腸吃法

涼拌、蒸製、炒製

主要營養素

蛋白質、膳食纖維、
B 族維生素、磷、
鉀、硒等

清腸功效

中醫認為大蒜可以解毒辟邪、健胃止瀉。古代立春日，人們要食用大蒜等五辛菜，以補氣禦邪。

大蒜中所含的硫化物有抗菌消炎作用，可預防感冒，對緩解感冒症狀也有一定作用。大蒜還能促進食慾，加速食物消化。

發芽的大蒜無毒，雖然營養價值會有所下降，但依然可食用。

蒜蓉生蠔

材料：生蠔 500 克，蒜蓉、粉絲（已浸軟）、海鮮醬油、紅椒碎、料酒、粟粉、蔥花、鹽各適量。

做法：1. 生蠔洗淨，蒸熟。

2. 鍋中燒開水，燙熟粉絲，均勻鋪在生蠔上。

3. 鍋中放油，油熱後放入蒜蓉，小火炒香，加入適量料酒、海鮮醬油、紅椒碎、粟粉水、鹽攪拌均勻，調至黏稠。

4. 將調好的蒜蓉汁淋在生蠔肉上即可。

清腸小偏方

大蒜 3~5 瓣，燒熟佐餐食用，可止輕度腹瀉，有助於緩解腸炎症狀。

韭菜：「洗腸草」

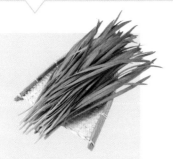

清腸吃法

炒製、做餡

主要營養素

膳食纖維、多種維生素、磷、鐵、硒等

清腸功效

韭菜含有豐富的膳食纖維，可以有效促進腸道蠕動，對大腸癌有一定預防作用。

經常吃韭菜，還能夠抑制綠膿桿菌、大腸桿菌和金黃色葡萄球菌等多種有害菌，提高腸道的免疫力。

但是韭菜一次不能吃太多，否則會刺激腸壁，引起腹痛、腹瀉、產氣增多等，每次食用量控制在 100~200 克為宜。

豆芽炒韭菜

材料：韭菜 150 克，綠豆芽 100 克，鹽、蒜末、花椒各適量。

做法：1. 將洗淨的韭菜切段；綠豆芽洗淨，瀝乾水分。

2. 鍋中放油燒熱後，放入蒜末和花椒爆香。

3. 放入綠豆芽，大火翻炒至軟身。

4. 再放入韭菜段，加入少許鹽，翻炒均勻即可出鍋。

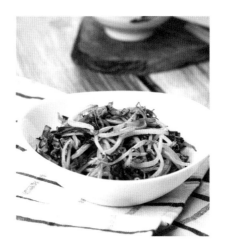

清腸小偏方

鮮韭菜 50 克，大米 50 克，先煮大米為粥，待粥快熟時加入韭菜及少許鹽，稍煮片刻即可食用。可以健胃利腸。

洋蔥：雙歧桿菌的最愛

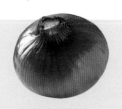

清腸吃法
涼拌、燉湯、炒製

主要營養素
膳食纖維、維生素、磷、鉀等

清腸功效

洋蔥富含低聚糖，進入大腸後，會成為雙歧桿菌的增殖因子，適量食用可以有效促進雙歧桿菌的生長繁殖，有助於抑制腐敗菌生長，維護腸道有益菌群。

洋蔥的辣味能抗寒，有一定殺菌作用，還可改善消化不良、食慾不振、食積內停等症。

洋蔥含有豐富的膳食纖維，可以有效刺激腸道蠕動，促進消化。同時，常食洋蔥對糖尿病和心腦血管疾病有一定的輔助食療作用。

洋蔥炒雞蛋

材料： 洋蔥 200 克，雞蛋 2 個，鹽適量。

做法： 1. 洋蔥洗淨，切絲；雞蛋加少許鹽打散。

2. 熱鍋燒油，倒入蛋液炒熟，盛出。

3. 鍋留底油，倒入洋蔥絲翻炒，2 分鐘後倒入炒熟的雞蛋翻炒，加鹽調味即可出鍋。

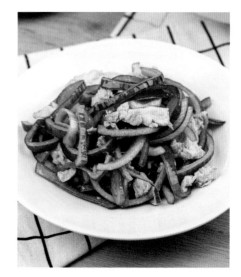

清腸小偏方

洋蔥 200 克，去外皮後洗淨、切絲，加入 5 克麻油和少許鹽，醃 30 分鐘，作涼菜食用。可緩解便秘。

芝麻：改善腸燥便秘

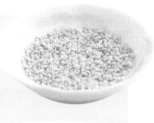

清腸吃法

磨粉、煮粥、涼拌

主要營養素

脂肪、蛋白質、膳食纖維、維生素 E、B 族維生素、鉀、鐵、銅等

清腸功效

芝麻性平，味甘，可補肝腎、潤五臟、生津、潤腸、通乳。生芝麻有一定的寒性，炒熟可以祛除寒性。

適量食用芝麻可以促進體內紅細胞的生長，具有「補肝腎、滋五臟、益精血、潤腸燥」的功效。

芝麻中含有豐富的膳食纖維、B 族維生素和維生素 E，能夠促進新陳代謝，改善腸胃蠕動，促進消化液分泌等。

芝麻拌菠菜

材料： 菠菜 200 克，白芝麻 20 克，鹽、麻油、醋各適量。

做法： 1. 菠菜洗淨，切段，焯燙後撈出瀝乾。

2. 菠菜段放入碗中，加入適量鹽和醋，撒上白芝麻，淋上麻油，拌勻即可。

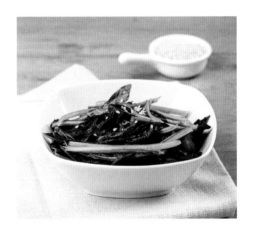

小偏方 清腸

取芝麻 5 克，大米 50 克，先將芝麻研磨成細末，大米粥內加入芝麻碎，稍煮片刻即可食用。能改善陰液不足的腸燥便秘。

松子仁：潤腸通便

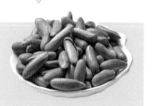

清腸吃法

生食、炒製

主要營養素

蛋白質、脂肪、維生素 E、膳食纖維、鈣、錳、磷、鉀等

清腸功效

松子仁中含有大量的油脂，食用後可以潤腸通便，對老年人體虛便秘、小兒腸燥便秘有一定食療作用。

松子仁富含維生素 E，而維生素 E 是一種很強的抗氧化劑，能抑制細胞脂質過氧化，保護細胞免受自由基損害，有抗衰老作用。

松子仁中磷和錳含量豐富，對大腦和神經有補益作用，是學生和腦力勞動者的健腦佳品。

松子仁粟米粒

材料： 粟米粒、尖椒各 100 克，松子仁、紅椒各 50 克，蔥、薑、鹽各適量。

做法： 1. 將松子仁、粟米粒洗淨裝盤，尖椒、紅椒、蔥、薑切好備用。

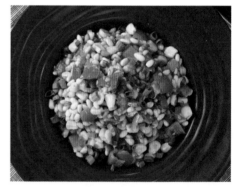

2. 熱鍋起油，將松子仁以小火炒至焦黃盛出。

3. 熱鍋起油，爆香蔥、薑，放入粟米粒、尖椒、紅椒炒熟，再加入炒好的松子仁翻炒均勻，加少許鹽調味即可。

清腸小偏方

取白糖 100 克，松子仁 50 克。先將白糖放入鍋中，加少許水，用小火煎熬至黏稠，再加入松子仁，調勻。然後繼續煎熬，直至用鏟子挑起成絲狀、不粘手時，停火、放涼，將糖切成小塊食用。可疏肝和胃、生津止咳。

杏仁：消積食

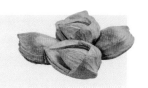

清腸吃法

燉湯、榨汁、即食

主要營養素

蛋白質、脂肪、多種維生素、膳食纖維、鈣、磷、鐵等

清腸功效

中醫典籍《本草綱目》中記載了食用杏仁的三大功效：「潤肺，消積食，散滯」。杏仁具有潤腸通便的作用，對年老體弱的慢性便秘患者來說，食用杏仁效果較好。

杏仁含有豐富的黃酮類和多酚類物質，這些植物化學物能夠降低人體膽固醇的含量。研究表明，每週至少吃 5 次杏仁的人，患心臟病或冠心病的風險會降低一半。

核桃杏仁露

材料： 杏仁 30 克，核桃仁 50 克，牛奶 150 毫升。

做法： 1. 將杏仁和核桃仁洗淨後放入豆漿機中。

2. 倒入牛奶，選擇豆漿模式攪打均勻即可。

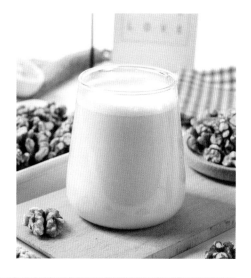

小偏方 清腸

取芝麻、松子仁、核桃仁、桃仁（去皮）、甜杏仁各 10 克，混合碾碎，加入大米 200 克一同煮成粥，加適量白糖，每日早晚服用。可有效緩解便秘。

香蕉：「快樂」水果

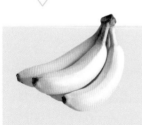

清腸吃法
即食、蒸煮、涼拌

主要營養素
碳水化合物、蛋白質、膳食纖維、維生素、鉀、硒、鎂、磷等

清腸功效

中醫認為，香蕉為性寒味甘之品，寒能清腸熱，甘能潤腸通便，因此可益胃生津、疏通血脈，常用於緩解咳嗽、腸燥便秘、痔瘡出血等症狀。

香蕉的糖分可以迅速轉化成葡萄糖，被人體吸收，是一種快速的能量來源。

研究表明，香蕉富含鉀和色氨酸，在體內可生成血清素，刺激神經系統給人帶來愉悅的感覺，還具有鎮靜安神的作用。

香蕉牛奶

材料： 香蕉 1 根，牛奶 150 毫升。

做法： 1. 香蕉剝皮，切片。

2. 將香蕉片和牛奶一同倒入鍋中。

3. 小火燒至鍋沿的牛奶冒小泡即可關火。

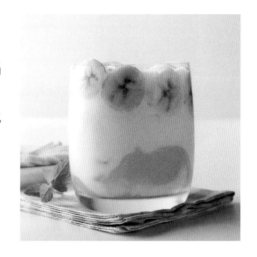

清腸小偏方

香蕉去皮，撒少許白糖，放入鍋內隔水蒸熟。每天吃 2 次，連吃數天可以緩解便秘。

火龍果：清熱，通腸

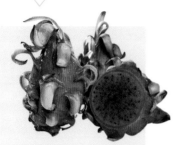

清腸吃法
即食、涼拌、榨汁

主要營養素
碳水化合物、維生素、膳食纖維、花青素、鉀等

清腸功效

　　火龍果有一定的清熱利尿、潤腸通便作用，有利於促進體內毒素的排出，是不錯的排毒、清宿便水果。

　　火龍果含有大量的水溶性膳食纖維，有利於促進腸道蠕動。但是火龍果性寒，脾胃虛寒的人不宜食用。

　　常吃火龍果有利於促進體內重金屬排出，起到解毒作用。

火龍果檸檬汁

材料：火龍果1個，檸檬半個。

做法：1. 將火龍果去皮切塊。

　　　　2. 將火龍果塊放入攪拌機，擠入檸檬汁，攪打均勻，即可飲用。

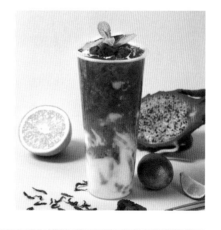

清腸小偏方

火龍果的皮含有豐富的花青素，取火龍果皮榨成汁，可以潤腸通便，還能起到抗氧化作用。

蘋果：腸排毒好幫手

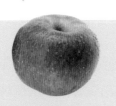

清腸吃法

即食、蒸煮、榨汁

主要營養素

碳水化合物、鈣、磷、鋅、鉀、胡蘿蔔素、維生素 C、膳食纖維等

清腸功效

國外有句諺語「An apple a day keeps doctor away!」（一日一蘋果，醫生遠離我！）蘋果中含有的果膠能促進腸道蠕動，有助於體內有害物質的排出。

蘋果中豐富的鉀有利尿作用，特別適合水腫型肥胖患者，有助於讓人告別「小肚腩」。

奶香紅蘿蔔蘋果汁

材料： 紅蘿蔔 100 克，蘋果 200 克，牛奶 150 毫升。

做法： 1. 蘋果洗淨，去皮除核，切塊；紅蘿蔔洗淨，切塊。
2. 蘋果塊、紅蘿蔔塊放入攪拌機內，再倒入牛奶，攪拌均勻即可。

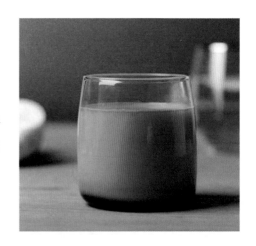

清腸小偏方

蘋果 500 克，山藥、麥芽各 30 克，芡實 10 克，同煮 1.5 小時，早晚溫服，有助消化、止腹瀉的功效。

草莓：促進消化

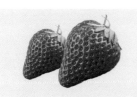

清腸吃法

即食、榨汁、涼拌

主要營養素

多種維生素、碳水化合物、膳食纖維、磷、鉀等

清腸功效

草莓性涼，味酸，具有潤肺生津、清熱涼血、健脾解酒等功效，對於風熱咳嗽、口舌糜爛、便秘、高血壓等有一定的食療效果。

草莓含有胡蘿蔔素、維生素C，有助於明目養肝。

草莓含有豐富的膳食纖維，可以促進消化、通暢大便。

草莓柚子奶昔

材料：草莓50克，柚子100克，乳酪100毫升。

做法：1. 草莓去蒂，洗淨，切塊；柚子可以保留一些果皮，切塊。

2. 柚子塊和草莓塊一起放入攪拌機中打成醬。

3. 將草莓柚子醬與乳酪攪拌均勻。

4. 放上少許草莓丁點綴即可。

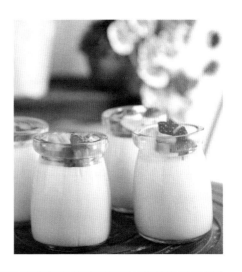

清腸小偏方

當積食腹脹或沒有胃口時，可在飯前吃草莓60克，每日3次。可達到開胃、緩解腹脹的效果。

乳酪：調節腸道菌群

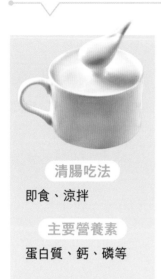

清腸吃法

即食、涼拌

主要營養素

蛋白質、鈣、磷等

清腸功效

乳酪是一種健康的牛奶發酵製品，經發酵後，其中的鈣、磷等礦物質並不會減少，而且還更易於被人體消化吸收。

製作乳酪時添加的保加利亞乳桿菌和嗜熱鏈球菌等腸道益生菌，可以在腸道中起到抑制有害微生物的作用。

乳酪的好壞取決於其營養成分，而非濃稠程度。相比於凝固型乳酪，攪拌型乳酪雖然口感較稀薄，但顆粒更細膩，有利於人體消化吸收。

奇異果乳酪

材料： 奇異果 100 克，乳酪 200 毫升。

做法：
1. 奇異果洗淨，對半切開，用小勺挖出果肉，切塊。
2. 乳酪倒入沙拉碗中。
3. 將切好的奇異果塊放入乳酪中即可。

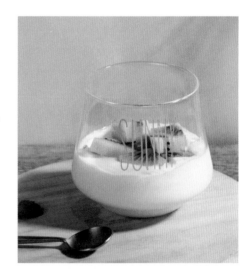

清腸小偏方

在乳酪中放入切好的木瓜，製成木瓜乳酪，可以潤腸通便。

芝士：含有乳酸菌

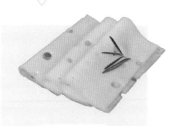

清腸吃法

燉煮、烤製、即食

主要營養素

蛋白質、脂肪、多種
維生素、鈣、鋅等

清腸功效

　　芝士中的乳酸菌及其代謝產物可以促進機
體的代謝能力，有利於維持人體腸道內正常菌
群的穩定和平衡，可輔治便秘和腹瀉。

　　芝士含有多種維生素，能增強人體抵抗疾
病的能力，保護眼睛健康並保持肌膚潤澤。

　　芝士的鈣含量遠遠高於牛奶，因此是補鈣
佳品。芝士中的脂肪和熱能都比較高，因此一
次不宜食用太多。

芝士蛋湯

材料： 雞蛋 2 個，芝士 2 片，羅勒碎、
　　　鹽各適量。

做法： 1. 鍋中燒水，水開後打入雞蛋，
　　　　用筷子迅速攪散。

　　　2. 加入芝士片，小火慢煮 5 分
　　　　鐘。

　　　3. 出鍋前加入適量鹽、羅勒碎
　　　　調味即可。

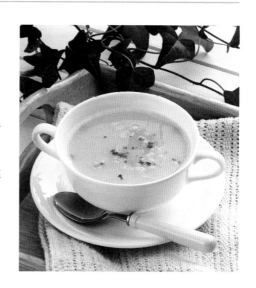

清腸小偏方

將芝士與淡忌廉以 1：1 比例混合，加少許白糖攪打至沙拉
醬狀，拌蔬菜食用，可潤腸通便。

納豆：預防大腸癌

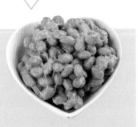

清腸功效

納豆中含有豐富的膳食纖維，食用後有助於促進排便，還能在一定程度上起到預防大腸癌等疾病的作用。

納豆中含有澱粉酶、蛋白酶等多種酶類，能促進腸胃的消化吸收。

納豆還含有多種活性成分，對於預防疾病、延緩衰老等有益，所以納豆被認為是一種營養食品。

清腸吃法

即食、拌飯、涼拌

主要營養素

蛋白質、膳食纖維、B 族維生素、鈉、鉀、鈣、磷等

納豆

材料：乾黃豆 250 克，納豆菌粉 5 克，白糖少許。

做法：1. 黃豆用清水浸泡過夜，洗淨瀝乾。

2. 黃豆用高壓鍋煮熟透。

3. 待冷卻至 40℃，加入白糖攪拌均勻，倒入乳酪機中，加入納豆菌粉，拌勻。發酵 16~20 小時。

4. 放冰箱冷藏一晚，即可食用。

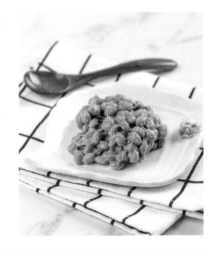

清腸小偏方

醬油、果醋、蔥花、醃梅乾少許，拌入適量納豆中，佐餐食用，可潤腸。

泡菜：富含腸道有益菌

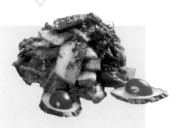

清腸吃法

即食、燉煮、炒製

主要營養素

膳食纖維、碳水化合物、多種維生素、鉀、鈉等

清腸功效

　　泡菜主要以辣椒、圓白菜、大白菜、豇豆和黃瓜等為原材料，以微生物乳酸菌為主導發酵而成，其中富含以乳酸菌為主的功能菌群，所以泡菜風味誘人、營養豐富，既可滿足不同口味，又可增進食慾，幫助消化。

　　泡菜含有豐富的膳食纖維，可以加速腸道蠕動，緩解便秘。

　　泡菜中的重要原材料之一辣椒能促進胃液分泌，增進食慾，促進腸道蠕動。

家常泡菜

材料： 白蘿蔔、萵筍、紅蘿蔔各 100 克，泡椒 10
　　　克，麻椒 5 克，薑絲、鹽、白糖、白酒各
　　　適量。

做法： 1. 將白蘿蔔、萵筍和紅蘿蔔洗淨，切塊。
　　　2. 玻璃瓶中放適量溫水，放入麻椒，加少
　　　　 許鹽、白糖、白酒、泡椒、薑絲並拌勻。
　　　3. 待水涼透，放入備好的蔬菜，使瓶中水
　　　　 沒過菜，將蓋密封。
　　　4. 醃製 1 週後即可食用。

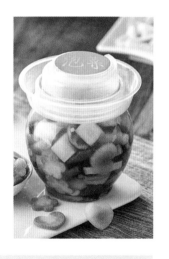

小偏方 清腸

老壇酸菜 200 克，豆腐 100 克，豬瘦肉 50 克。鍋中倒油燒熱，放入切好的瘦肉片翻炒，再放酸菜碎略炒，加足量水，放入豆腐塊煮沸。此湯有緩解便秘的功效。

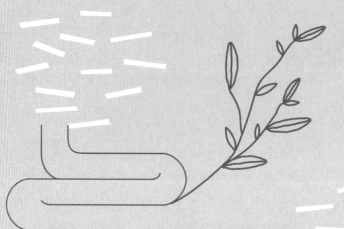

第三章 常見的腸道
問題及調理

chapter 03

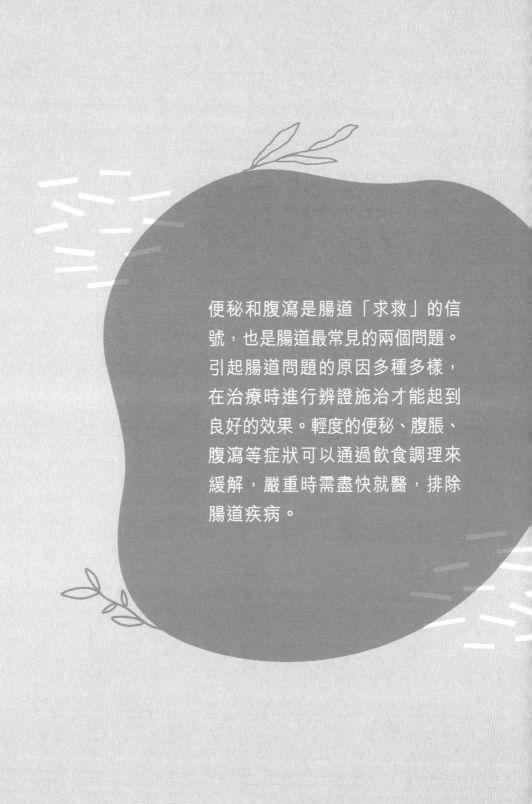

便秘和腹瀉是腸道「求救」的信號，也是腸道最常見的兩個問題。引起腸道問題的原因多種多樣，在治療時進行辨證施治才能起到良好的效果。輕度的便秘、腹脹、腹瀉等症狀可以通過飲食調理來緩解，嚴重時需盡快就醫，排除腸道疾病。

腹瀉有哪些危害

　　腹瀉是很常見的症狀，絕大多數人都有過腹瀉的經歷。腹瀉的症狀是每日排便次數明顯超過正常次數，大便稀薄，呈水樣。其病理是由於腸道黏膜分泌增加、腸道黏膜損傷及腸道動力異常等原因所致。

　　腹瀉還是腸道裏的液體堆積到一定程度後，把細菌及病毒排出體外的保護性反應。長期腹瀉會對身體造成嚴重傷害。

導致身體脫水

腹瀉次數過多會造成人體脫水，從而導致一系列脫水症狀，這是腹瀉導致死亡的最主要原因。

導致礦物質流失

腹瀉通常會使人體流失大量礦物質，從而導致人體電解質平衡紊亂。如缺鉀時，會讓人全身虛弱無力或者心律失常；缺鈉會導致低鈉血症，嚴重時會引起患者神志改變。

免疫功能下降

長期腹瀉會導致人體對傳染病的抵抗力減弱。

營養不良

腹瀉會導致腸道的營養吸收不充分，能量供給不足，易導致營養不良，出現頭暈眼花、四肢疲乏、心慌氣短等症狀。兒童腹瀉還會影響其生長發育；孕婦腹瀉則易引發宮縮，腹瀉可使身體水電解質失調和酸鹼平衡紊亂誘發流產。

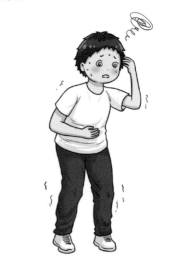

引發腸道感染的原因

腹瀉的主要原因是腸道感染，而引發腸道感染的原因有以下幾個方面。

飲食不潔

被污染的水或食物裏含有有害菌，隨飲食進入腸道，會影響腸道健康及正常運轉。飲食不潔導致的腹瀉症狀為大便稀軟或呈水液狀，一天幾次到幾十次，伴有噁心、嘔吐等症狀。

消化不良

暴飲暴食，進食過多蛋白質或脂肪含量較高的食物會導致腸胃負擔加重，引發消化不良問題。消化不良導致的腹瀉伴有噁心、打嗝、腹脹、放臭屁等症狀。這種情況通常建議促進消化，不建議服用抗生素。

身體受涼

進食冷的葷食、喝太多冷飲、身體着涼等引發的腹瀉會導致腸道感染，表現在腹瀉時伴有腸鳴，肚臍周圍疼痛等症狀，需要及時補充電解質和水分。

病毒感染

表現為大便稀溏，多由輪狀病毒等病毒感染引起。

病理性腹瀉

如果排除了腸道疾病因素，則需要檢查是否有甲狀腺功能亢進、慢性胰腺炎、膽囊炎的疾病情況，很多其他疾病也會引起腹瀉，需及時就醫查看。

心理性腹瀉

精神壓力過大，過度緊張等可能會引起消化不良、腹瀉等症狀。

急性腹瀉的症狀及誘因

　　急性腹瀉主要表現為大便次數增多，嚴重者一天腹瀉 8~10 次甚至 10 次以上，糞便稀薄、水分增加，極易引起體內電解質急劇流失，導致身體脫水。

起病急，治療快

　　急性腹瀉大多由急性病原體感染所致，起病急，發病迅速，病情較為嚴重，但是治療和恢復也快。

　　針對細菌感染類型的腹瀉，醫生通常會進行抗生素治療；如果是食物中毒或誤食有毒物質，可以進行洗胃治療；如果合併有口乾、尿少等脫水症狀，則需要輸液或口服礦物鹽補充劑以補充身體流失的電解質和水分；如果是霍亂等傳染性較強的急性腹瀉，則需要進行隔離治療。

　　急性腹瀉在夏季容易高發，因夏季氣溫高，空氣濕度大，更適合病原微生物滋生。因此人們在夏季更要注意急性腹瀉的預防。飯前便後用肥皂或洗手液等仔細清潔雙手，並注重食品衛生及安全。

急性腹瀉的誘因

　　大多數急性腹瀉的發生是由於細菌感染所致，飲食不潔、食物中毒等引起急性中毒症狀。急性腹瀉常伴有發熱、嘔吐、小腹疼痛等症狀。

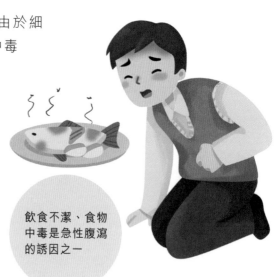

　　發生急性腹瀉，如果每日超過 4~6 次就需要引起重視，及時就醫。另外，如果每日大便含未消化食物或膿血、黏液時，也應引起重視。

飲食不潔、食物中毒是急性腹瀉的誘因之一

　　另外，暴飲暴食、腸黏膜發生病變、應激等都會導致腸道異常，誘發腹瀉。

急性腹瀉的對症食譜

當嘔吐嚴重、排便頻繁時，應禁食，在醫院輸液補充電解質和水分。嘔吐停止後，可食用清淡、易消化的流質食物。

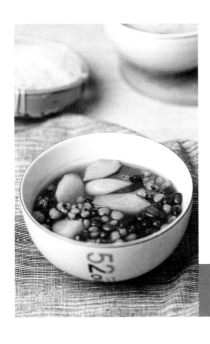

赤小豆山藥粥

材料： 赤小豆、薏米各 30 克，山藥 50 克，燕麥片適量。

做法： 1. 赤小豆、薏米分別洗淨，浸泡 4 小時；山藥洗淨，削皮，切塊。

2. 赤小豆和薏米放入鍋中，加水煮滾後轉小火煮 1 小時。

3. 將山藥塊、燕麥片倒入赤小豆薏米水中，繼續煮 10 分鐘即可。

功效： 適合急性腸炎患者恢復期食用，具有利水祛濕、健脾止瀉的作用。

紅蘿蔔小米粥

材料： 紅蘿蔔、小米各 50 克。

做法： 1. 紅蘿蔔洗淨，切小塊；小米用清水洗淨。

2. 將紅蘿蔔塊和小米放入鍋中，加清水大火煮滾，轉小火慢熬至小米開花、紅蘿蔔軟爛即可。

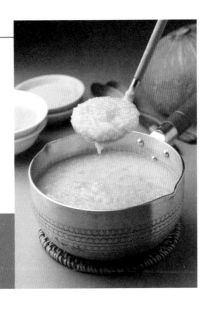

功效： 易消化，可以補充腹瀉後身體流失的水分和礦物質，有清熱解毒、滋陰健脾、潤腸止瀉的作用。

慢性腹瀉的症狀及誘因

慢性腹瀉病因較為複雜，其排便次數不如急性腹瀉多，但是腹瀉持續時間較長，起病較緩，遷延不癒，較難治療。

起病緩，較難治療

每日排便次數明顯超過平日，糞便稀薄，大便含水量增加，可伴有未消化完的食物或黏液、膿血等，常伴有腹痛、排便感急迫、肛門不適等症狀。

慢性腹瀉會造成身體電解質紊亂，腸道菌群失調，導致疾病遷延不癒。

慢性腹瀉要及時治療，如果控制不住發展成長期腹瀉，這對身體傷害較大，會造成營養不良、嚴重缺水、酸鹼失衡等，嚴重者有生命危險。長期慢性腹瀉患者應盡快去消化內科就診，進行胃鏡、腸鏡檢查，首先要排除消化系統器質性病變的可能性。

慢性腹瀉的病因

腸道消化能力不足、腸功能紊亂、腸道菌群紊亂等均會引發慢性腹瀉。同時，胃部疾病、內分泌系統或心理因素等也可能會導致慢性腹瀉的發生。

此外，暴飲暴食，食用生冷、辛辣等刺激性食物或受涼等情況也可能引發慢性腹瀉。在治療時，需要深入了解病因，對症治療。

飲食需注意

慢性腹瀉期間，不宜吃含膳食纖維較多的食物，如粗糧、韭菜、芹菜等，也不宜吃堅硬不易消化的肉類，如火腿、香腸、醃肉等。所食菜餚應以清淡、易消化為主，盡量避免重油、重辣，且不宜飲酒。

腹瀉患者不宜吃香腸、熏肉等，在烹調上應多採用蒸、煮、燜等方法

慢性腹瀉的對症食譜

　　慢性腹瀉期間應食用無刺激、易消化的食物，同時還需補充蛋白質、維生素及礦物質等營養素。

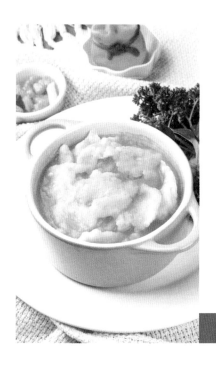

南瓜汁魚片

材料： 魚肉 300 克，南瓜 200 克，蔥段、薑片、料酒、鹽各適量。

做法： 1. 魚肉洗淨，切薄片，用蔥段、薑片、料酒、鹽醃製 10 分鐘。
2. 南瓜洗淨，去皮，切塊，蒸熟，用勺子碾壓成泥。
3. 熱鍋燒油，放入魚片煎至八成熟，加入清水沒過魚片。
4. 將南瓜泥放入鍋中一起熬煮至熟即可。

功效： 可補充蛋白質，易於消化和吸收。

蝦皮炒翠玉瓜

材料： 翠玉瓜 1 個，蝦皮 10 克，鹽適量。

做法： 1. 翠玉瓜洗淨，切片；蝦皮洗淨，瀝乾。
2. 鍋內倒油，油熱後下翠玉瓜片翻炒至八成熟。
3. 下入蝦皮翻炒，加適量鹽調味即可。

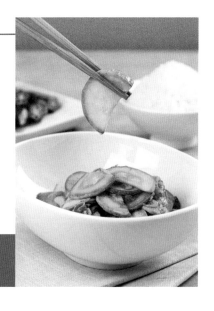

功效： 味道鹹鮮，開胃健脾，清淡有營養。

避免食物中毒

食物中毒是生活中常見的現象，其症狀有噁心、嘔吐、腹瀉、頭暈、腹痛等。食物中毒可以刺激腸道引發一系列消化系統問題。發生食物中毒後需及時到醫院治療。

消滅剩飯剩菜

提前規劃好飯菜分量是不留剩飯剩菜的最好辦法。

綠葉菜經反覆加熱，營養成分流失較多，且含較高的亞硝酸鹽，不利於健康。主食或肉食可在密封後存入冰箱，並且最好在當天內食用完，再次食用前應熱透，否則易導致細菌滋生。

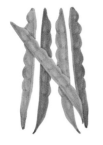

豆類要充分煮熟

生的四季豆、芸豆、黃豆等豆類及其製品含有皂苷、胰蛋白酶抑制物等，可以刺激消化道黏膜，引起嘔吐、腹瀉等，但是在 100℃ 環境下皂苷等物質可以被破壞，因此在製作豆類食物時需要充分煮熟。

蘑菇不能亂吃

自己採摘或非正規渠道獲得的蘑菇有可能是毒蘑菇，有誘發食物中毒的風險。情況嚴重的還會引起肝腎功能損傷、神經性損傷等嚴重後果。

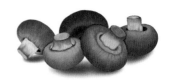

廚房裏這些東西必須扔掉

發霉的砧板、發霉的五穀雜糧等有可能含有黃麴霉素，這種霉素耐高溫（一般加熱溫度無法將其破壞掉）、毒性極強。食用被黃麴霉素污染的食物後，會導致消化道出血、肝功能損壞等，嚴重者會引發癌症或死亡。

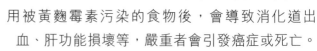

腹瀉患者如何調理

症狀較輕的腹瀉通過飲食調理即可痊癒，而較嚴重的或持續時間較長的腹瀉則需要在醫院做詳細的檢查，有針對性地進行治療。

清淡飲食

腹瀉患者腸胃比較虛弱，可以食用易於消化的白粥、饅頭、麵條、煮熟的蘋果等，不宜食用辛辣、油炸、油膩、煙熏的食物。同時，需要注意的是，牛奶、雞蛋、豆漿會加重腸胃負擔，在腹瀉時食用會加重病情。大蒜、花椒等香辛料食用後也會對腸胃有刺激作用，食用後有可能加重腹瀉程度，應避免食用。

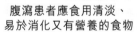

腹瀉患者應食用清淡、易於消化又有營養的食物

止瀉小妙方

石榴皮煮水：用 3~6 克石榴皮，搗碎、煮水喝或者煮粥食用，可以緩解腹瀉。

焦米煮水：取 50 克大米，洗淨晾乾，入鍋乾炒，炒至焦黃微香，加適量水煮開，飲用，對消化不良、腹瀉均有效果。

飲用白開水，少喝飲料

腹瀉患者需要補充身體流失的水分，白開水和礦物鹽補充劑是最好的選擇。碳酸飲料、咖啡、濃茶等飲品都會對腸胃造成刺激，有可能加劇腹瀉症狀。

可服用益生菌

適量服用益生菌可調理腸道菌群，促進消化，對細菌或病毒性腸道感染、水土不服等情況引起的腹瀉有一定緩解作用。

增強身體免疫力

注意身體的保暖，在飯後可以適量運動以增強身體免疫力。腹瀉的防治重點在於預防，生活中特別需要注意飲食衛生，養成良好的生活習慣，堅持運動鍛煉。另外，可以多吃一些含有優質益生菌的食物，促使腸道菌群保持平衡，增強身體免疫力。

便秘的症狀及分類

　　便秘是指在多種致病因素的作用下，結直腸和肛門的結構和功能發生改變，以排便困難、排便量少、排便次數減少或排便有不適感等為主要表現的一類疾病。

好發於老年，女性多於男性

　　有研究表明，成年人中約有 4% 的人常受便秘困擾，而這個比例在 60 歲以上的老年人中佔比更高，達到 20%，而且，這些常便秘的人中，女性多於男性。

便秘的主要症狀

　　便秘的判斷標準為持續 2 週或 2 週以上的排便困難。排便次數少於每週 3 次，嚴重者可能 2~4 週排便 1 次，排便時間延長，嚴重者每次排便時間可達 30 分鐘以上。大便性狀發生改變，糞便乾結，排便困難或費力，有排便不盡感等症狀。

便秘類型的分類

輕度便秘	便秘症狀較輕，對患者工作、生活影響不大。通過飲食調理或少量腸道動力藥物等可有效解決
中度便秘	服用瀉藥後療效較差，處於輕度與重度之間
重度便秘	排便依賴於藥物作用或用藥也不起作用。症狀較嚴重，患者心理產生障礙

便秘的危害

　　輕度便秘會引起痔瘡、腸道潰瘍等，長期嚴重的便秘可能會導致直腸癌。一般便秘持續 10 年以上更容易有癌變的可能。長期便秘還會引起患者出現精神和心理障礙，極大影響生活質量。

體內毒素增加

長期便秘導致廢物無法順利排出，毒素被腸道反覆吸收，進而由血液循環影響全身，導致面部暗淡無光，容易長痘痘，皮膚粗糙。同時，腸道內廢物堆積，導致身體代謝能力降低，更容易出現內分泌失調、肥胖、乏力等症狀。

影響心血管系統

便秘患者在排便時，腹壓處於增高的狀態，心率加快，易導致心肌耗氧量增加，引起「排便性心絞痛」，更甚者可能導致心肌梗死。因此，患有高血壓、心臟病、腦動脈硬化的人群需要特別注重飲食和身體的調理，以防便秘。

易導致肛腸疾病

便秘可誘發肛腸疾病，如肛裂、痔瘡、腸炎、腸梗阻等。另外，長期便秘可能還會增加大腸的癌變或腸道黏膜病變的風險等。

影響生育

長期便秘造成肛門壓力不穩定，還影響膀胱、子宮等盆腔組織功能，使提肛肌、會陰深橫肌等肌肉群出現營養不良及過度鬆弛現象，進而導致性慾下降、性功能障礙。

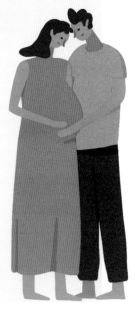

心理影響

俗話說，「十個便秘九個瘋」，長期便秘是一種難言之隱，其帶來的不適會影響便秘患者的睡眠，引起焦慮不安，甚至誘發心理障礙，導致抑鬱症、焦慮症等病症。

　　每天 1 次大便是比較理想的排便狀態，便秘的發生與日常飲食和生活習慣息息相關。

飲食結構不合理

進食過多，尤其是肉食、油膩、甜食、口感較重的食物都容易引發便秘。同樣，長期節食，消化道中食物較少，腸道動力下降，也會導致便秘。

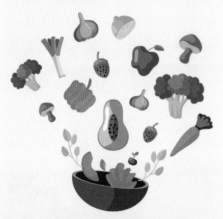

飲食不均衡、節食都會導致便秘

飲酒、食用辛辣刺激性食物

酒精及辛辣刺激性食物會使人體缺水，引發腸燥，加劇便秘症狀。

不良的排便習慣

一般來說，大便應在 3 分鐘以內完成。如果有便意時，經常性地憋便，會影響便意的再次產生，造成習慣性便秘。有的人喜歡一邊排便一邊看書或看手機，這樣會擾亂神經對排便系統的指揮，人為地導致便意遲緩或沒有便意，更容易誘發痔瘡。

精神壓力大

精神壓力大、不良情緒較多、精神高度緊張引起的便秘為「壓力型便秘」。當人處於緊張狀態時，交感神經興奮，腸道蠕動受到抑制，就會造成便秘。

長期缺乏運動

久坐、久臥等習慣都會誘發便秘，身體缺乏運動，會導致腸道蠕動減慢。剛出生的嬰兒或重病的人需要整天臥床，這時，經常幫其翻身可以預防便秘。

便秘患者如何調理

如果長期便秘，通過飲食和生活習慣也得不到有效改善，就需要去醫院進行檢查了。

不要一便秘就吃藥

有些瀉藥具有很強的刺激性，可加快結腸運動或刺激大腸液引發排便反射，雖然起效比較快，但會導致不可逆的腸神經損害和肌肉萎縮，多次使用還會導致藥物依賴。使用藥物前先進行一段時間的飲食調理，效果如果不理想，再進一步考慮藥物干預。

良好的排便習慣

養成定時排便的習慣，有便意時及時上廁所，盡量不要憋便。上廁所不帶手機或書本，專心排便，盡量在 5 分鐘內排便完畢。

早起一杯水

早起喝一杯白開水或蜂蜜水可以喚醒「便意」，幫助身體排出毒素。

補充膳食纖維

蔬菜、水果、豆類、薯類、菌藻類、粗糧類食物中含有大量的膳食纖維。它們在腸道裏會像掃把一樣將糞便清出體外。有研究表明，中國居民膳食纖維攝入普遍不足，且呈下降趨勢，這是導致人們易患肥胖、便秘、結腸癌、心腦血管疾病等的重要原因。

適當鍛煉

散步、慢跑、太極、瑜伽等運動都可以促進腸道蠕動。

一些調理便秘的食物

原味純乳酪含有乳酸桿菌和雙歧桿菌，可以改善便秘。西梅、成熟的香蕉等水果含有豐富的膳食纖維，適量食用對緩解便秘有一定效果。

膳食纖維 25~35 克大約相當於

2 碗白米飯	1 碗雜糧飯	1 盤蔬菜	1 個蘋果	1 小碟豆製品

成年人每天需要補充 25 克左右的膳食纖維，大約相當於 400 克穀類、500 克蔬菜、300 克水果和 50 克豆製品。

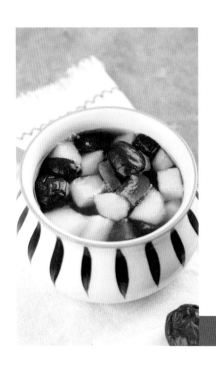

蘋果雪梨山楂湯

材料： 蘋果、雪梨各 200 克，山楂 3 克，
紅棗 5 克。

做法： 1. 將蘋果、雪梨洗淨，去皮後切
塊，和山楂、紅棗一起放入鍋
內，加適量水。

2. 大火煮開後，轉小火煮 30 分鐘
即可。

功效： 常飲可開胃消滯，助消化。

水果麥片乳酪

材料： 乳酪 200 克，草莓、藍莓、火龍
果各 20 克，即食燕麥片 5 克，
蜂蜜適量。

做法： 1. 將火龍果、草莓、藍莓去皮切
粒；即食燕麥加沸水燙至濃稠，
涼涼備用。

2. 杯中放入乳酪，加入水果粒和
燕麥片，放入蜂蜜調味即可。

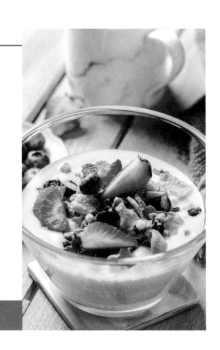

功效： 調節腸道菌群，助消化。

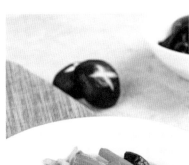

田園小炒

材料： 西芹 100 克，鮮香菇、蘑菇、紅蘿蔔各 50 克，鹽適量。

做法： 1. 西芹洗淨，切段，放入沸水中焯燙，撈出瀝乾。
2. 香菇、蘑菇洗淨，切塊；紅蘿蔔洗淨，切條。
3. 鍋內放油燒熱，依次放入芹菜段、紅蘿蔔條、香菇塊、蘑菇塊，翻炒均勻。
4. 加少量水和鹽，炒熟即可。

功效： 可補充膳食纖維，促進宿便排出。

木耳炒白菜

材料： 乾木耳 10 克，大白菜 150 克，鹽適量。

做法： 1. 乾木耳浸軟，放入沸水中焯燙，撈出瀝乾；大白菜洗淨，切片。

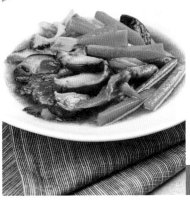

2. 鍋內倒入油，待油熱後下木耳翻炒。
3. 放入大白菜片翻炒，加入適量鹽調味即可。

功效： 木耳富含膳食纖維，可促進腸道蠕動。

腸脹氣的誘因

胃脹氣通常是上腹部有飽脹感，腸脹氣則通常表現為下腹部的撐脹不適感。腸脹氣通常伴有腸鳴音亢進，肛門排氣受阻或增多，以及便秘。

引發腸脹氣的原因

腸脹氣的病因分為功能性及器質性兩種。若是功能性脹氣，一般來説主要跟飲食因素密切相關，或者腸道功能紊亂導致，這種情況不必過於擔心，通過飲食結構調整或者藥物干擾，症狀會得到改善。若是器質性病變引起，如慢性腸胃炎、腸道息肉、腸道腫瘤、腸梗阻等，則需要去醫院進行檢查，對症治療。

此外，一些與消化吸收功能不良有關的非疾病因素，如飲食不規律，或攝入過量紅薯、豆類、碳酸飲料等容易產氣的食物或飲品，也容易誘發腸脹氣。

腸脹氣的危害

腸脹氣是一種很不舒服的腹部不適。腸內逗留的食糜在細菌作用下發酵腐敗，產生毒氣又無法盡數排出，則會給人造成嚴重的不適感。

腸脹氣還會引起陣發性腹痛、排氣增多、大便乾結及排便困難等。

如何改善腸脹氣

少食多餐：避免短時間內進食過多。

細嚼慢嚥：減輕腸胃負擔，同時避免吃飯時吸進過多空氣。

多吃易於消化的食物：如米飯、蔬菜、水果等，少吃難以消化的高蛋白、高脂肪及油炸食品。

韭菜不易消化，易產氣，腸脹氣患者應少吃

盡量不喝含咖啡因、酒精及碳酸的飲料：可適量喝乳酪，多喝溫水。

另外，蘿蔔、豆類、紅薯、韭菜、生蔥、生蒜、芹菜等食用後易產氣，腸脹氣期間應減少食用。

緩解腸脹氣的運動

　　腸脹氣往往與缺乏運動有關，久坐、久站都會影響身體經絡的運行。人們雖然日常生活比較繁忙，但在工作、生活間隙依然可以做一些簡單的運動來促進腸道蠕動，改善脹氣。

1.扭胯

站立，雙腳分開，胯向左轉動 20 次，再向右轉動 20 次，重複做幾組。

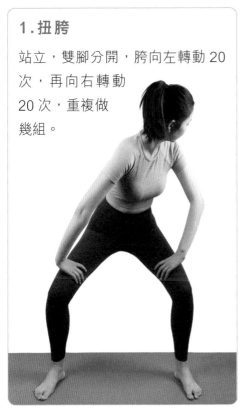

2.站立腹式呼吸

站立，雙腳微分開，目視前方，同時做腹式呼吸 3~5 分鐘。

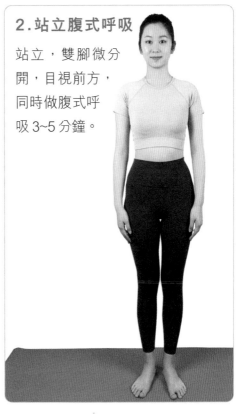

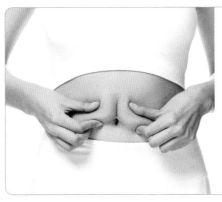

3.捏腹

站立，拇指與四指相對，捏起腹部皮肉，並輕輕捻搓 20 次，雙手各從腹外側捏至肚臍。較胖者，可採用坐位。還可用熱水袋或熱毛巾敷在脹痛部位，緊貼腹部，讓熱量滲透進去，可以緩解因身體受涼引起的腹部不適。

食物不耐受

　　生活中會遇到這樣的人：一旦喝牛奶，或進食奶類食物就會產生腹脹、腹瀉、嘔吐等不適反應，這種症狀就是俗稱的「牛奶過敏」，也就是乳糖不耐受。

食物不耐受的原因

食物不耐受是體內缺乏分解某種食物的消化酶，進食該食物後，腸道無法正常水解吸收食物中的成分，那些沒有被分解的成分就有可能在腸道內被細菌發酵，引發一系列腸道的非感染性腹脹、腹瀉、腸絞痛等症狀。常見的易引發人體不耐受的食物有乳糖、麩質、大豆、堅果、酒精、人造甜味劑、水楊酸等。

引起食物不耐受的其他原因有患者存在腸道動力不足、腸漏症等消化道問題或者與食物成分的藥理性反應等有關。

如何檢測食物不耐受

不同的人不耐受的食物種類不一樣，就算是對同一種食物不耐受，不同的人症狀也不盡相同。雖然目前有科學方法檢測食物不耐受，但存在一定的局限性。通過親身經歷，進行排除飲食法是最有效的檢測方法。

排除飲食法，就是完全避免一種食物 3~6 個月後，再重新攝入這種食物，並記錄身體的反應，看這種食物是否會對身體產生影響。

食物不耐受的症狀

食物不耐受最常見的症狀有腹瀉、腹痛、潰瘍、消化不良等消化道症狀；有的則會引起皮疹、蕁麻疹、濕疹、血管性水腫等皮膚疾病，還有的則會引起呼吸不暢等症狀。

食物過敏

食物過敏在生活中比較常見，食物過敏會使消化道、皮膚黏膜、呼吸道出現或輕或重的症狀，嚴重者甚至可能引起過敏性休克。

食物過敏的症狀

一般食物過敏發病速度比較快，通常在進食後 30 分鐘左右發作，慢的可能在進食 48 小時左右發作。

最常見的症狀是噁心、嘔吐、腹痛、腹瀉、脹氣等；有的則會血壓升高，發生頭痛、頭暈等症狀，有的則會引起全身關節的酸痛或由身體不適導致情緒暴躁等心理問題，有的則表現為嘴部皮疹、臉部紅腫和蕁麻疹，還有的則會影響呼吸系統，引發哮喘、咳嗽、咽喉痛等症狀，最為嚴重的則會引起呼吸困難和過敏性休克，甚至導致死亡。

過敏性休克

一項研究表明，在中國由食物過敏引起的過敏性休克的食物中，最為常見的有牛奶及奶製品、魚蝦蟹貝、雞蛋和堅果等。

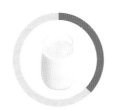 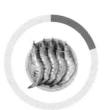 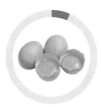 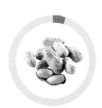

如何避免食物過敏

食物過敏可導致腸道黏膜損傷，增加腸道黏膜通透性，從而使更多食物抗原體被吸收，進而易出現過敏反應。出現過敏反應需緊急送醫治療。

當確認某種食物會引發身體過敏性反應時，不僅需要避免攝入，還要防止「誤食」。每吃一種新食物前，留意其加工成分中是否有致敏原。例如，對某種堅果過敏，蛋糕、餅乾如果加了該種堅果，就應避免食用。

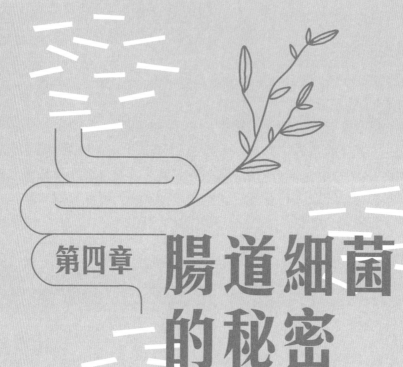

第四章 腸道細菌
的秘密

chapter 04

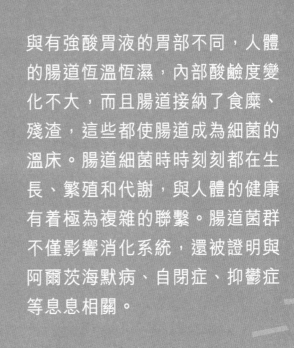

與有強酸胃液的胃部不同，人體的腸道恆溫恆濕，內部酸鹼度變化不大，而且腸道接納了食糜、殘渣，這些都使腸道成為細菌的溫床。腸道細菌時時刻刻都在生長、繁殖和代謝，與人體的健康有着極為複雜的聯繫。腸道菌群不僅影響消化系統，還被證明與阿爾茨海默病、自閉症、抑鬱症等息息相關。

常言道「病從口入」，大部分病菌都是從嘴裏吃進去的，並且這些病菌進入人體各處的主要途徑就是腸道。腸道的健康取決於腸道菌群的活性，如果這些病菌受到腸內有益菌群的抵抗，不能在短時間內侵入人體其他循環系統，就會很快隨着大小便排出體外，自然不能致使人生病。

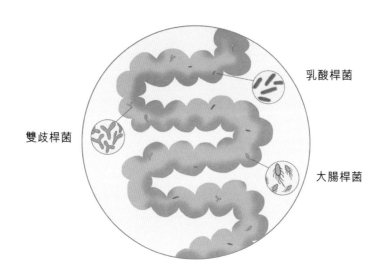

雙歧桿菌　乳酸桿菌　大腸桿菌

腸道菌群並不是人與生俱來的

胎兒在子宮裏是處於無菌狀態的，但寶寶出生後，伴隨第一口呼吸、第一口乳汁，腸道菌群的始祖們也隨着食物、空氣、水進入腸道並安營紮寨，不斷壯大隊伍，擴充地盤，最終形成穩定的菌群構成。

每個人的腸道菌群都不同，人的體形、健康狀況同腸道細菌息息相關。最新研究發現，腸道菌群失調與營養不良、肥胖症、糖尿病等疾病也有關。

健康的菌群狀態

有益菌的作用並不是像抗生素那樣殺死有害菌，而是與同條件致病菌以及有害菌爭奪腸道內有限的營養和生存繁殖空間。

「益菌多，壞菌少，條件致病菌剛剛好」的狀態，可以激發腸道最大的免疫力，形成比較理想的腸內微生物生態。

人體的「健康工廠」

　　人體體表及體內分佈着百萬億個微生物，這些肉眼看不見的病菌分佈在眼、耳、口、鼻及血液、內臟等處，其中腸道，尤其是大腸中的微生物數量最多。腸道細菌每 20~30 分鐘便分裂繁殖一代，舊一代細菌則隨糞便被排出體外。

　　腸道內的有益菌、條件致病菌、有害菌三者一起作用於腸道，在人體免疫及營養代謝中發揮重要作用，可謂人體的「健康工廠」。

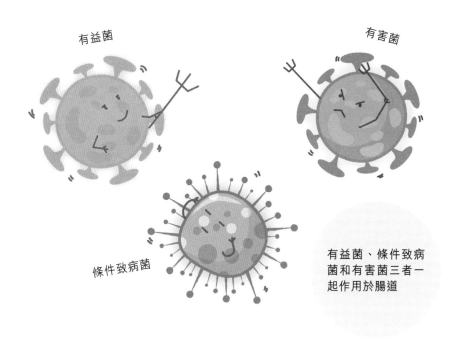

有益菌

有害菌

條件致病菌

有益菌、條件致病菌和有害菌三者一起作用於腸道

健康菌群可促進腸道消化

　　健康菌群可以將部分食物轉化為低聚糖、氨基酸、礦物質等營養物質，便於腸道吸收。腸內聚居的大腸桿菌生理菌株可以幫助腸道消化乳糖，並促進身體對多種 B 族維生素的吸收，從而提高機體免疫力。

　　健康的腸道可以使食物消化與吸收正常運行，使人體各部位得到滋養，不易受外來病菌侵害。

為何會「水土不服」

我們的腸道菌群就像一個不斷開疆拓土的王國，幼年時期的我們食用了不同種類的食物後，腸道內會漸漸形成消化相應種類食物的菌群。成年後，我們的腸道菌群趨於穩定。

與腸道菌群紊亂有關

我們習慣了食用生活所在地的食物後，如果突然到一個飲食習慣、氣候與故鄉迥然不同的地域，就可能會由於腸道菌群不適應而出現腸道菌群紊亂，也就是俗稱的「水土不服」。

水土不服可能會引起腹瀉、消化不良等症狀，患者可以根據症狀進行飲食調理。腸道有一定的自癒能力和適應能力，經過一段時間的調理即可痊癒。必要時可補充益生菌進行調理。

便秘和腹瀉都與腸道菌群有關

腸道內各菌群之間相互制約、相互依存，在數量上以及質量上形成了一種生態平衡，一旦機體內外的環境發生了變化，便會出現菌群失衡，造成紊亂。

精神壓力過大、飲食失節都會導致腸道蠕動狀態惡化，有益菌減少而有害菌增加，從而使腸道排便機制受到影響，引發便秘或腹瀉。

當腸道內酸鹼度改變，內部細菌的繁殖趕不上死亡，總量減少，就會發生便秘。造成腸道問題反反覆覆的根本原因就是腸道菌群的失衡。

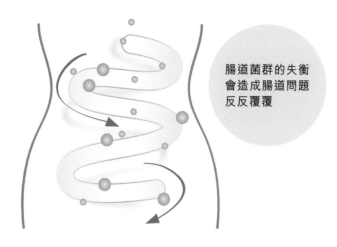

腸道菌群的失衡
會造成腸道問題
反反覆覆

腸道菌群與自閉症的關係 082

　　自閉症是一種發育障礙類疾病，表現為嚴重的社會溝通和社會交往方面的缺陷，有局限的、重複的行為、興趣或活動。中國自閉症患者數量已超過 1000 萬人，其中 12 歲以下的兒童超過 200 萬人，並且這些數據呈上升趨勢。

腸道微生物與精神疾病相關

　　過去 30 年裏，人們普遍認為自閉症的主要病因是遺傳因素，這一觀點導致自閉症的預防和治療成效受到極大局限。如今，越來越多的科學研究表明，腸道微生物與自閉症、抑鬱症等多種精神疾病有關。

自閉症與腸道菌群

　　研究表明，人體腸道菌群的發育可能始於胎兒時期。孕媽媽在孕期不健康的生活方式、錯誤用藥、免疫系統疾病等因素都有可能造成寶寶出生後患精神方面的疾病。

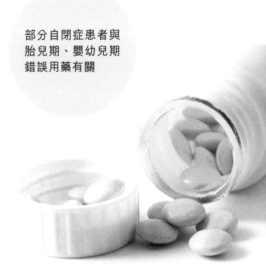

部分自閉症患者與胎兒期、嬰幼兒期錯誤用藥有關

　　患有自閉症的兒童通常存在便秘、腹瀉等消化道症狀。消化道炎症影響身體對營養物質的吸收，再加上經常挑食、厭食，自閉症兒童中營養不良者的比例也很高。嚴重的腸道問題可能伴隨腸道功能損壞，某些代謝物質通過腸道進入血液循環，一些透過血腦屏障進入人腦，影響大腦的正常運行。

為甚麼「喝水都會長胖」

生活中，常有人會遇到這種情況：食慾很難控制，減肥總是失敗；有的人運動了，也控制飲食了，但是減肥效果依然不理想。越來越多的研究表明，易胖體質或易瘦體質可能與腸道菌群有關。

腸道菌群與代謝的關係

腸道菌群在人體營養代謝、免疫調節等多個生理過程中扮演着重要角色。

越來越多的科學實驗證明，肥胖的人腸道微生物群多樣性較低。美國梅奧診所一項研究發現，對於採用同樣飲食方法和運動方式進行減肥的人，腸道菌群結構是決定減肥效果的關鍵。腸道活力和脂肪分配受飲食及微生物等共同影響，這也給人塑造良好體形提供了一個非常好的方向。易胖患者可以嘗試改變飲食習慣，使腸道菌群更健康。

食物多樣化

日常飲食中，我們可以嘗試一些以前沒有吃過的菜品，盡可能讓每日飲食更豐富。另外多接觸不同的大自然環境，有利於建立更多樣性的腸道微生物群。

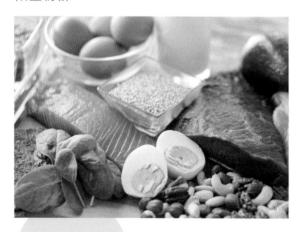

飲食不均衡或進食過多，都易引發肥胖

腸道菌群在營養物質吸收和能量調節中發揮着重要作用，腸道菌群中豐富的酶類也是多種維生素合成的必要物質，並且對礦物質的吸收也很重要。營養攝入均衡，有利於避免患消化類疾病，預防便秘、血脂異常、直腸癌等疾病。

腸道菌群失調的影響

　　腸道免疫系統是人體最大的免疫系統，不良的生活作息習慣、生活環境、飲食都會影響我們的腸道菌群。腸道問題越來越多地困擾着人們，腸道菌群失調，身體會給我們發出信號。

易發生便秘、腹脹、口臭

　　腸道菌群失調最直接的影響就是使大便無法順利排出。腸道有害的腐敗細菌較多會導致腸脹氣、口臭等。

易過敏

　　過敏是食用或接觸某些致敏原時引起的腹瀉、嘔吐、消化道炎症等現象，牛奶過敏、海鮮過敏、花粉過敏等都是生活中比較常見的過敏現象。

過敏者應避免
接觸致敏原

體重增加、肥胖

　　腸道菌群的多樣性、代謝產物、能量攝取都與我們的飲食相關，進而影響機體的新陳代謝。有研究表明，與瘦的人相比，肥胖的人有典型的腸道細菌失衡現象。不同飲食習慣也會影響腸道菌群，所以當我們需要減肥時，可以從改善腸道菌群入手。

抑鬱

　　腸道有害細菌過多會影響腦功能和心理反應，導致抑鬱、情緒不穩定等問題。

腸道菌群的構成複雜，細菌種類繁多，通常分為三種類型。

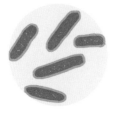

乳酸桿菌

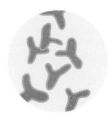

雙歧桿菌

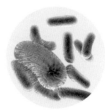

丁酸梭菌

第一種是共生菌群，主要有丁酸梭菌、雙歧桿菌、乳酸桿菌。現在各類產品中鋪天蓋地的益生菌，說的就是後兩者，有很多益生元或益生素就是用於補充雙歧桿菌或者刺激雙歧桿菌的生長。這些細菌勢力最為龐大，佔了腸道菌群的 99% 以上，是腸道菌群的主體，跟人形成良好的合作關係，能輔助消化多種食物，並保護我們的腸道。

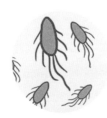

大腸桿菌

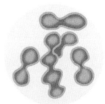

腸球菌

第二種是條件致病菌群，主要有腸球菌、腸桿菌等。這些細菌數量不多，但屬腸道裏的不穩定因素。腸道健康時，共生菌群佔壓倒性優勢，條件致病菌群就很安分；但如果共生菌群被破壞了，這些細菌就會引發多種腸道疾病。

第三種是致病菌群，比如沙門氏菌、致病大腸桿菌等。它們是健康的破壞者，本不屬腸道，一旦誤食進入腸道，就會興風作浪，導致食物中毒、腹瀉等。

雙歧桿菌，人體健康衛士

雙歧桿菌可以抑制腐敗菌的繁殖，清理腸道環境。

雙歧桿菌又被稱為「長壽菌」，是人體健康的重要指徵。它聯合腸道內其他益生菌株，發揮着強大的「保衛健康」作用。雙歧桿菌不僅可以輔助治療腹瀉和便秘，其生長過程還可促成 B 族維生素等營養素的合成，為人體提供營養。另外，雙歧桿菌還可提高人體免疫力，增強抗感染、預防過敏、對抗腫瘤和慢性病等能力。

雙歧桿菌在青少年體內佔比約為 25%，在平均年齡為 65 歲的老年人中下降到 7.9%。健康人腸道內雙歧桿菌的佔比較高。科學的進食習慣、合理有序的運動及良好的睡眠都有助於調理腸道菌群，促進腸道有益菌的生長。

乳酸菌，改善腸道菌群

乳酸菌不是指某一種細菌，而是指某一類從葡萄糖或乳糖的發酵過程中產生乳酸的細菌。乳酸菌中絕大部分是人體必不可少的，且具有重要生理功能的菌群，廣泛存在於腸道中。

乳酸菌存在於味噌、牛奶、芝士、乳酪、人和動物腸道中，超過 200 種。乳酸菌產生的乳酸可以抑制有害菌生長，保持腸道酸度，有利於形成良好的腸道環境。

乳酸菌有助於促進腸道蠕動，幫助食物消化和吸收，但是通過喝乳酪並不能有效補充腸道乳酸菌。因為乳酸菌最適宜的生長溫度為 37~40℃，如果保存溫度不當會造成乳酸菌的損失；同時，乳酪中的乳酸菌進入胃後大部分都被胃液「殺死」，但其分解後的碎片對腸道環境還是有一定改善作用的。

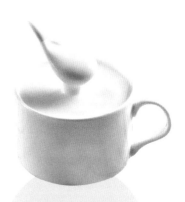

乳酪中活菌的數量要達到每毫升 100 萬個，才能保證最終到達腸道的活菌量

腸球菌，腸道內的「投機者」 / 088

　　腸球菌群是腸道中的機會菌群，人在健康時排出的每 1 克
大便中約含有 100 萬個細菌。當腸道菌群協調時，腸球
菌可以幫助有益菌發酵糖類，產生乳酸，有利於
腸道對營養物質的吸收，並可抑制致病菌的生
長，對腸道有保護作用。

　　當人體免疫力下降或大量使用抗
生素時，腸球菌就有可能「叛變」，
離開腸道進入身體其他組織器官，
引發身體感染，而且這種感染的耐
藥性極強，不易治療。

大量使用抗生
素，腸球菌會
離開腸道，引
發身體感染

大腸桿菌，腸道中的「牆頭草」 / 089

　　大腸桿菌也是一種大家比較熟悉的條件致病菌，在食品衛生檢測中，
大腸桿菌菌落數量是一項重要的參考指標。

　　大腸桿菌約佔腸道菌群的 1%，主要聚居在大腸中。當其數量控制得
較低時，可以合成 B 族維生素、維生素 K 等，對人體健康有益。但是一旦
大腸桿菌在腸道中數量較高，就會導致
腹瀉、嘔吐等食物中毒症狀；如果
進入泌尿道會引起
尿路感染；如因
潰瘍進入腹腔
則會導致致命
性的腹膜炎。

大腸桿菌是
常被用於食
品衛生檢測
的指示菌

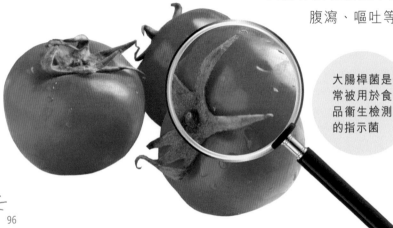

沙門氏菌，引發食物中毒 090

　　有統計表明，在世界各國的細菌性食物中毒中，沙門氏菌引起的食物中毒常位列榜首，中國食物中毒也以沙門氏菌中毒為主。

　　蛋、家禽和肉類製品是沙門氏菌的主要傳播媒介。沙門氏菌在冰箱中可生存 3~4 個月，最適宜繁殖的溫度為 37℃，弱點是怕熱，在 60℃ 的溫度下 15 分鐘即可被殺死，因此冰箱中取出的食物，在再次食用前應充分加熱。

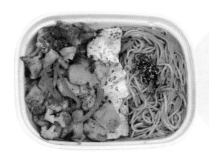

冰箱中取出的食物再次食用前應充分加熱

志賀菌，引起細菌性痢疾 091

　　志賀菌是人類細菌性痢疾最為常見的病原菌，是引發細菌性痢疾的主要腸道致病菌，在一些衛生條件比較差的地區比較流行。

　　志賀菌在人體內比較頑強，可以生存 20 天，在牛乳、水果、蔬菜中可生存 1~2 週，該菌比較耐寒，在冰塊中可生存 3 個月。在 58~60℃ 中加熱 10~30 分鐘即可死亡。

　　志賀菌導致食物中毒的情況以夏、秋兩季多見，受感染食物以冷盤和涼菜為主。中毒症狀通常表現為腹部痛性痙攣、腹瀉和發熱等。幼兒感染志賀菌可引起急性中毒，死亡率很高。

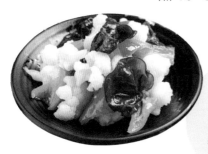

不新鮮的涼菜易導致志賀菌感染

益生菌並非多多益善

益生菌可以抑制致病菌，並且能促進腸道消化，在腸道中佔優勢時腸道更健康。當在腸道功能衰竭或失調時，適當補充益生菌有利於改善腸道內環境，有利於人體健康，但是過多補充或濫用益生菌可能會給健康造成負面影響。錯誤地、長期地補充益生菌，會使腸道對額外補充的益生菌產生依賴性，嚴重者導致終身都將依靠人工補充益生菌來維持健康。

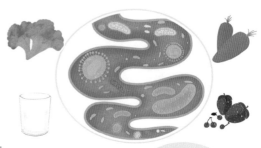

攝取過多益生菌會破壞人體腸道中的菌群平衡，反而使消化功能下降

益生菌產品不是藥物

市面上益生菌相關產品有很多，但需要注意的是，益生菌並不是藥物，不能起到直接治療疾病的作用。

當患有潰瘍性結腸炎和克隆氏症、便秘、感染性腹瀉、腸易激綜合症、乳糖不耐受、過敏等疾病時，可以根據醫生建議適量服用益生菌產品來調理。

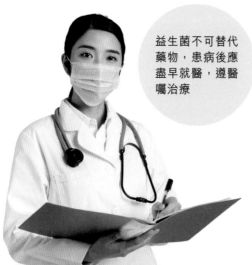

益生菌不可替代藥物，患病後應盡早就醫，遵醫囑治療

益生菌只是預防疾病的手段，可以調理腸道不適。益生菌可以配合藥物輔助治療，但是不能取代藥物對疾病進行治療。腸道嚴重不適時，還是需要通過檢測查明病因，早發現、早治療。

這些情況可服用益生菌

如果排便正常，沒有嚴重不適，或者只是一些輕微的腸道問題，建議飲食調理，不需要補充益生菌。如果出現較嚴重的腸道問題，飲食調理不見效，可以根據醫生建議補充益生菌。

新生兒

新生兒，尤其是剖腹產新生兒，有可能因腸道缺少有益菌而導致免疫系統功能不足，易誘發便秘或腹瀉，可以根據醫囑補充適量益生菌。

糖尿病患者

有研究發現，大部分糖尿病患者都存在腸道菌群失調的情況，表現為雙歧桿菌、乳酸桿菌等有益菌數量與結構不合理。可以適量補充益生菌，調理體質。

免疫力差

腸道敏感，容易生病且疾病遷延不癒者，可以嘗試服用益生菌調理。人體 70% 的免疫力來自腸道，腸道中的有益菌增多時，可以有效對抗有害病原菌。

過敏體質

研究發現，過敏性鼻炎、濕疹、蕁麻疹等過敏體質人群腸道中的菌群結構中缺少特定的有益菌，容易引起過敏反應，通過補充益生菌可以有效改善過敏症狀。

腹瀉或便秘

腸道菌群失調引起的腹脹、腹瀉和便秘，可以通過適量補充益生菌，改善菌群失調來緩解和治療。

我們可以從藥店購買益生菌產品，母嬰店、保健用品店等也有很多益生菌產品。那麼如何挑選益生菌產品呢？可以看以下幾點。

菌株活效

益生菌只有在到達腸道時保持活性的情況下，才能很好地發揮作用。因此益生菌的菌株需要經過層層考驗、嚴格篩選，符合耐胃酸、抗膽汁的要求。低聚果糖和菊粉可為腸內有益菌群提供養分，可適當補充。

益生菌的量

包裝、運輸過程都會使益生菌的存活受到影響，盡量選擇保質期內、距離生產日期比較近的益生菌產品。

實踐證明有用

每個人的體質不同，好的益生菌需要看效果。服用後能否快速重建菌群，有效改善腹瀉、腹脹、腹痛症狀，以及有效提高流感季節的免疫力，是判斷益生菌好壞的標誌。

在服用益生菌時，服用時間和方法也很重要，針對腹瀉和消化不良的症狀，可以飯後 30 分鐘服用；而如果是便秘，則最好是飯前空腹服用，並以 40℃以下的溫水沖服。

腹瀉患者宜飯後服用益生菌，而便秘患者則宜飯前服用

常食豆類發酵製品

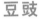

豆豉、味噌、納豆等豆類發酵製品中含有較多的有益菌，適量食用有助於維護腸道健康。

豆豉

豆豉是大豆在蒸熟或煮熟以後，經發酵製成，含有多種營養素，可以改善腸道菌群，具有開胃消食、延緩衰老的功能。經常食用豆豉，還可以發汗解表、清熱透疹。

味噌

味噌是黃豆、米麴和食鹽一起發酵而成的，在發酵過程中能產生較多的有益菌，同時味噌還含有較多的蛋白質、脂肪、鈣、鋅等營養物質。

可以用味噌代替醬油和部分鹽作為調料來食用，由於味噌不耐煮，燉煮菜餚時，出鍋前放入即可。適量食用對肝癌、胃癌和大腸癌等疾病有一定的預防作用。

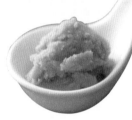

納豆

納豆的傳統製作方法是將黃豆用稻草上的枯草芽孢桿菌發酵，這樣製作的納豆含有少量雜菌。現代製作納豆則更多的是直接用納豆菌發酵，含有的雜菌大大減少。

常食納豆對緩解便秘有顯著效果，而且對腸道有益，對心血管疾病、糖尿病、過敏、免疫力低也有一定的食療作用。

當發生腹瀉或患有急性腸炎時，不宜食用乳酪。另外，乳酪在飯後 30 分鐘到 2 小時內飲用最佳，因為此時胃酸相對較低，乳酪中的乳酸菌較容易到達腸道。

乳酪

乳酪含有乳酸菌，可以增加腸內益生菌數量，改善過敏。同時乳酪還含有豐富的蛋白質與鈣，幫助營造優質的腸道環境。

但因乳酸菌會使發酵乳的味道偏酸，不少廠商會在乳酪的製作過程中加入糖調味，或是添加香料、色素、增稠劑來改善賣相和改變口感。因此，為減少身體負擔，選購時應以無糖、少添加物的優先。

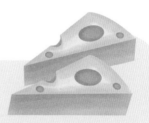

芝士

一些用發酵法製成的芝士中含有活性益生菌，如乳酸桿菌、雙歧桿菌等，常吃芝士有利於維持人體腸道菌群的穩定和平衡，防治便秘和腹瀉。

1 千克芝士製品由 10 千克的牛奶濃縮而成，含有豐富的蛋白質、鈣、脂肪、磷和維生素等營養成分，是純天然食品。

乳糖不耐受人群較適合食用芝士，每天適量食用有維持腸道菌群平衡、增強人體抵抗力、促進新陳代謝的作用。

母乳餵養，有菌餵養

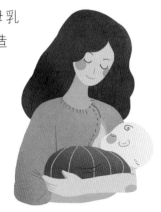

媽媽的腸道菌群通過胎盤、自然分娩以及母乳餵養這三種方式定植到寶寶體內，共同參與打造寶寶的良好腸道微生態，促進寶寶消化系統的健康發育。

寶寶在吃母乳的時候，同時還吃進去了媽媽乳汁裏的細菌（厭氧菌）和乳頭皮膚周圍的細菌（需氧菌），兩種細菌相結合，進入寶寶消化道後，可在母乳成分融合的過程中形成雙歧桿菌、乳酸桿菌等有益菌。這些有益菌在寶寶體內發揮抗感染、免疫調節、促進代謝的作用。比如雙歧桿菌，它能把母乳中的成分分解成小分子有機酸，維持腸黏膜屏障、抵禦病原微生物入侵，從而使寶寶免疫力更強。

母乳餵養不僅可以提供比奶粉餵養更全面、更易吸收的營養物質，而且可以幫助寶寶建立良好的腸道菌群環境，增強身體抵抗力。

闌尾，有益菌的儲存庫

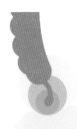

闌尾不要輕易切除，它能保留腸道益生菌

闌尾因「闌尾炎」而聞名。闌尾發炎時，會引起嚴重的腹痛，加上以前人們認為闌尾並沒有甚麼大作用，因此，很多人在患闌尾炎時都做了闌尾切除手術。

隨着醫學的不斷進步，越來越多的人意識到，這節住在盲腸和迴腸中間的小手指長的闌尾對腸道有很大的作用。闌尾中儲存了許多腸道菌，是腸道有益菌的避風港，當發生嚴重腹瀉時，腸道菌群屏障被破壞，闌尾內的有益菌會「支援」腸道菌群的重建。有研究表明，切除了闌尾的人，患結腸癌的概率明顯增加。

要長壽，一週 2 次肉

肉類攝入過多會使腸道有害菌增加

進食肉類過多會使腸道有害菌大量繁殖，破壞腸道菌群平衡。進食肉類過多很明顯的變化就是會使腸道排氣增加，大便異味更重。

大量飽和脂肪酸、高糖以及缺少膳食纖維的飲食會使腸道被有害菌主導，誘發腸道疾病，增加腸息肉、腸道腫瘤等患病風險。

適量吃肉有利於長壽

既然肉類會使腸道有害菌增加，那我們為甚麼不完全放棄肉類呢？

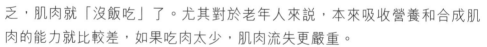

這是因為肉類含有豐富的蛋白質和鐵質，能促進受損組織修復、預防貧血。肌肉的生成需要蛋白質，假如肉吃得過少，會導致蛋白質缺乏，肌肉就「沒飯吃」了。尤其對於老年人來說，本來吸收營養和合成肌肉的能力就比較差，如果吃肉太少，肌肉流失更嚴重。

而且隨着年齡的增長，大腦逐漸萎縮，而適量吃肉有助於恢復腦組織中的乙醯膽鹼酯酶活性，從而減少腦細胞受損，避免記憶力下降等問題。

這樣吃，護腸道

為了在進食肉類的同時維護腸道健康，只需做到兩點就可以了。

一是控制食用量，1 週吃 2 次肉類，老年人或腸道動力不好的人可以選擇燉肉、肉末、肉丸等軟爛易消化的肉食。

二是在進食肉食時，同時吃足夠多的蔬菜和菌菇類等膳食纖維豐富的食物，也有助於保持腸道菌群的平衡。

你的腸道會說話

腸道內的細菌比我們身體的細胞還多，我們進食的食物有相當一部分被腸道細菌「吃」了。有時候，我們應該靜下心來，除了聽從大腦的指揮，還需要聽一聽腸道的「聲音」。

腸道好，睡眠好

人體 90 % 的血清素是腸道產生的。由於血清素是調節睡眠所必需的神經傳遞素，因此腸道不健康就會影響睡眠質量。有研究表明，腸道微生物和晝夜節律基因可以相互作用。腸道微生物群代謝會影響大腦調節人的睡眠和精神狀態。

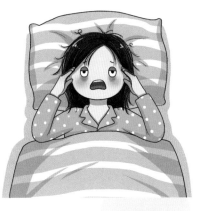

因此，當你睡不好的時候，可以試着想一下：是不是飲食、心理狀態等導致腸道菌不「配合」睡眠了呀？

腸道好，才能睡得香

腸內環境與睡眠質量相互制約。長期晚睡、熬夜也會導致腸道正常功能紊亂，引起消化不良，降低吸收營養物質的能力，使腸道有害菌增加，損害腸道健康。

因此，要調整腸道中的環境，飲食應以清淡為主，飲食有度，起居有節，心態積極，腸健康，睡眠才會好。

摸清腸道菌群的喜好

有人說喝乳酪好，因為乳酪可以調整腸道菌群。但是每個人的腸道菌群都不一樣，而且乳酪品種繁多，到底哪種乳酪可以調整自己的腸道菌群呢？這就需要我們去嘗試，記住吃完某種食物後身體的反應 —— 大便、腹瀉、排氣、腹痛等症狀是不是在選擇食用某種食物後發生的？

如果某種食物使腸道狀況變好，那我們就可以適量多吃一些；如果食用該種食物使腸道狀況變得糟糕，那麼大腦就算接受再多這種食物對腸道好的信息，我們也應當避免攝入。

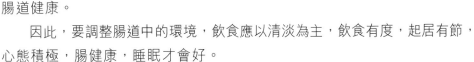

請遠離這些食物

　　一些食品添加劑或精加工食品，不僅營養價值低，而且會影響和改變腸道菌群的構成，導致肥胖、消化不良等疾病，影響身體健康，所以生活中選擇食品時要謹慎。

種類	添加劑名稱或特點	常用於食品	可替代的天然食物
人造甜味劑	阿斯巴甜、安賽蜜、三氯蔗糖和糖精等	甜點、軟性飲品、糖果、冰淇淋等	水果、蜂蜜等
人造脂肪	氫化植物油、人造奶油、人造牛油、代可可脂、植脂末、棕櫚油等	奶茶、蛋糕、巧克力、烘焙點心等	天然植物油、天然酵母、動物奶油、牛奶等
精加工碳水化合物	除了去除穀物中原有的麩皮和胚芽，導致膳食纖維、維生素、礦物質和蛋白質含量大大降低，有的通過油炸等，還會導致高脂肪、高熱量	蛋糕、餅乾、麵包、油條等	粗糧、豆類、馬鈴薯、紅薯等

　　精加工食品可以在延長保質期的情況下依然維持較好的口感，同時具備運輸方便的特點，但是長期食用會導致人體膳食纖維素攝入不足，熱量、飽和脂肪酸、反式脂肪酸、添加糖和鹽攝入較多，誘發肥胖，增加罹患腸癌等癌症的風險。

　　更為嚴重的是，還添加了氫化植物油、增香劑、色素、防腐劑等添加劑，這些添加劑雖然被控制在食品安全的範圍內，但長期食用會增加身體的代謝負擔。

　　日常生活中，我們可以盡量購買新鮮的食材進行簡單加工食用，在挑選食物成品時，可以了解添加劑的使用情況。

藥物不可濫用

一些生活中常見的藥物，如抗生素等會對腸道造成損傷。

抗生素，三分毒

抗生素可以殺滅或者抑制人體致病細菌的生長繁殖，促進身體的感染痊癒。同時，過量使用抗生素，會刺激腸道，破壞人體腸道菌群平衡。

因為抗生素無法分辨出腸內菌群的好壞，會「誤殺」腸道中的有益菌，破壞腸道內菌群平衡，使腸道自癒能力下降，進而引發腹瀉；長期不規律使用抗生素還會導致部分菌群產生抗藥性，進而使身體產生抗藥性。對於兒童來說，使用抗生素更需慎之又慎。使用抗生素一定要遵醫囑，切忌擅自服用。

抗生素的濫用和過度使用是產生耐藥性的關鍵因素，抗生素藥物使用過多，會使腸道病菌也產生耐藥性，從而導致很多疾病更難醫治。分不清是細菌感染還是病毒感染就濫用抗生素，或者服藥後飲酒等都是錯誤的做法。

服用抗生素造成腸道菌群失調後，應停藥調理，或者在醫生的指導下用中藥進行調理。

其他藥物

除了常見的解熱鎮痛抗炎藥、避孕藥、降糖藥、胃藥等都可以改變腸道微生物的多樣性，引起腸道菌群失調，導致腸道炎症等。因此在用藥時，需要謹慎，權衡利弊，不可自行用藥。

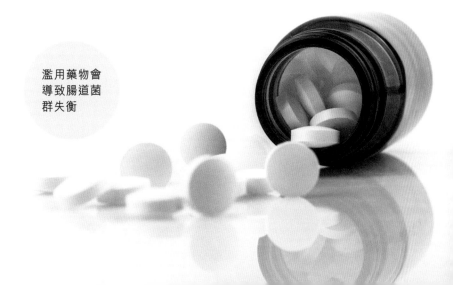

濫用藥物會
導致腸道菌
群失衡

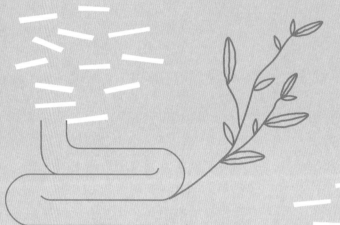

第五章　糞便和屁是
健康的晴雨表

chapter 05

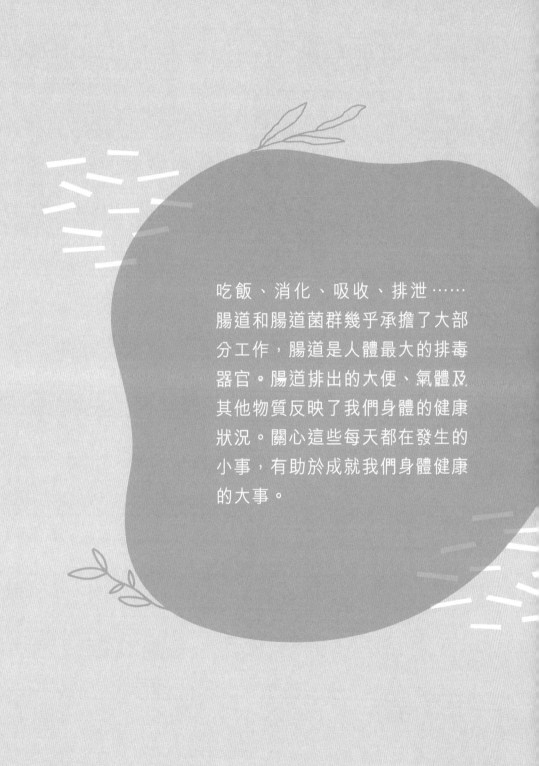

吃飯、消化、吸收、排泄⋯⋯
腸道和腸道菌群幾乎承擔了大部
分工作，腸道是人體最大的排毒
器官。腸道排出的大便、氣體及
其他物質反映了我們身體的健康
狀況。關心這些每天都在發生的
小事，有助於成就我們身體健康
的大事。

糞便乾重有 1/3 是細菌

腸道是人體消化吸收的最後一站，平均每個人每天要通過大腸排出細菌、病毒、寄生蟲卵總數達約 400 億個。

糞便的 1/4 是水分，其餘是消化殘餘以及腸道細胞。糞便裏面有大量的細菌，細菌重量佔到大便乾重的 1/3，大多數屬正常菌群，例如大腸桿菌、腸球菌、產氣腸桿菌等，也有一些雜菌及致病菌。這些雜菌及致病菌如果滯留腸道過久，就會大量繁殖，破壞腸道免疫屏障和吸收功能，導致體內毒素堆積、面部長痘等，還會影響肝、肺等器官。

腸道好，排便無難度

正常的大便需要滿足 6 點。

1. 每週 3~21 次，非常有規律

2. 每次大便時間 3~5 分鐘

3. 大便為黃色或黃褐色的香蕉形或金字塔形

4. 大便中沒有黏液或者寄生蟲等

5. 大便沒有太重的氣味

6. 排便後感覺較舒適，沒有「便不盡」的感覺

腸道的「書信」

　　腸道是一個非常繁忙的器官，我們不知道它整天忙碌的狀態，但是通過每天排出的大便形態，可以很直觀地了解腸道的健康狀況，可以説大便是腸道寄出的「書信」。

　　「布里斯托大便分類法」被稱為大便分類界的權威。除了嬰兒，大家都可以對照此圖來判斷自己的大便形態是否正常。

布里斯托大便分類法

		便秘
1 一顆顆硬球（很難通過）		
2 香腸狀，但表面凹凸		
3 香腸狀，但表面有裂痕		
4 像香腸或蛇一樣，且表面光滑		正常
5 斷邊光滑的柔軟塊狀（容易通過）		
6 粗邊蓬鬆塊，糊狀大便		
7 水狀，無固體塊（完全呈液體狀）		腹瀉

大便顏色異常

　　大便的顏色來源於膽汁，因此，大便顏色正常情況下為黃色或黃褐色。如果大便顏色發生異常，一方面有可能與進食的食物有關，另一方面則預示身體出現某種疾病，需要引起重視。

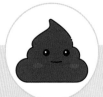

紅色

- 吃了紅心火龍果、紅菜頭、番茄
- 包括大腸、肛門等下消化道出血，也有可能是患了痔瘡、肛裂、憩室出血、炎症性腸病和腸癌

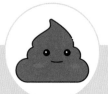

綠色

- 吃了過多的綠色蔬菜
- 如果伴腹瀉、腹痛症狀，可能是腸炎造成的，與細菌、病毒等感染有關

黃色

- 食用了過於油膩的食物，飲酒過度
- 膽汁的分泌出現了問題，也有可能是肝炎、感染、膽結石和藥物的不良反應

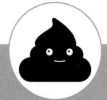

黑色

- 吃了河蚌、蝦蟹食品、動物血製品
- 上消化道出血，如胃炎、胃潰瘍是造成黑便最常見的原因

陶土色

- 有可能是膽管結石和胰腺癌

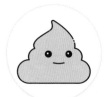

灰白色

- 有可能和服用藥物相關
- 有可能是膽道梗阻，需要前往醫院就診

大便有異物，說明生病了 / 108

　　一般情況下，如果排便的同時還排出了泡沫，說明食物殘留在腸道太久了。大便較稀，有黏液，說明油膩食物進食過多。這些情況只需要進行合適的飲食調理即可有效改善。

　　但是，在排便時伴有大量黏液，則有可能是患有腸炎、腸息肉、腸癌等疾病。排便時伴鮮血則有可能患有痔瘡、肛裂、直腸損傷、直腸息肉、結腸癌等；排便時伴有膿便及膿血便有可能是患有細菌性痢疾、潰瘍性結腸炎、局限性腸炎、結腸癌或直腸癌、結核等；如果排出像稀粥一樣的米泔狀大便，則有可能感染了霍亂弧菌；大便中的白點可能與進食粟米、堅果或藥物有關，也可能是感染了條蟲或蟯蟲等寄生蟲。

這種大便預示大腸癌 / 109

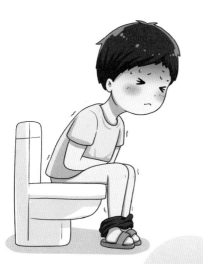

當排便習慣改變時，需要警惕大腸癌

　　大腸癌早期症狀不明顯，可能會引起排便習慣的改變。當腫瘤長到一定程度，會出現大便次數增加、大便黏稠且粘馬桶的症狀。

　　大腸癌中期，腫瘤佔據了腸腔的部分空間，使正常大便難以通過。患者會感覺總也排不乾淨大便，也可出現便秘、大便硬結、量少且帶血，形狀則會變扁或變細，有的在排便過程中有噴濺的現象。

　　到了晚期，大便則混雜有鮮紅色或暗紅色黏液，很容易誤診為痔瘡出血。

為甚麼會臭氣熏天

正常的大便味道不明顯，或只有輕微的臭味。

如果大便臭氣熏天，則可能與飲食有關，比如由肉類食物吃得較多，蔬菜等植物性食物吃得較少引起的。豬肉、牛肉及海鮮等高蛋白食物在腸道消化過程中產生含硫氣體，導致特殊臭味。

如果飲食正常，但是大便有臭味，則可能説明腸道內毒素過多或腸道出了問題。如果大便有惡臭味，如同腐爛的肉類一樣的味道，則有可能表明腸道患有疾病，如潰瘍、炎症、息肉甚至腫瘤；如果是魚腥味，則有可能患有阿米巴性腸炎；酸臭味多是由於脂肪酸分解或糖類異常發酵、消化不良等導致的。

這樣做，排便通暢

多吃膳食纖維豐富的蔬菜可增加糞便量與糞便體積，有利於順利排便。因此，日常生活中應多吃蔬菜或穀薯類。適當攝入油脂或肉類有助於順暢排便。

辛辣刺激性食物會導致體內有內熱，進食過多油膩食物會加重腸胃負擔，引起大便乾結或便稀。日常飲食中應避免進食過多辛辣及油膩食物。

不規律的三餐、情緒緊張、熬夜、腹部受涼等會導致身體抵抗力下降、腸道菌群失調。解決排便不暢的問題，還需要從建立健康的生活方式上入手。

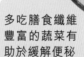

多吃膳食纖維豐富的蔬菜有助於緩解便秘

千呼萬喚「屎」出來

身體健康時，排便時間少於 5 分鐘，以 3 分鐘之內最好。如果排便時間明顯延長，超過 10 分鐘，則有便秘的可能。

排便時間延長，一方面與便秘患者控制排便的肌肉運動失調等有關，另一方面則與不良排便習慣有關。一邊排便一邊看書、看手機、打遊戲危害很大，容易吸入洗手間的致病菌，擾亂神經對排便系統的指揮，人為地導致便意遲緩或沒有便意，加劇便秘症狀。

當保持蹲便的時間較長時，肛門周圍靜脈回流受影響，會增加發生痔瘡的風險。

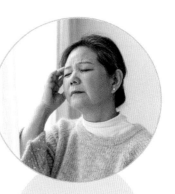

老年人蹲便時間太久容易造成腦部供血不足，引發心腦血管意外

一個小凳子，解決大問題

從生理結構上來說，蹲廁更符合人體構造，讓排便更加順暢。因為人體下蹲時，腹壓增大，能減少腹部用力，有利於順利排便。

有的地方沒有設置蹲廁，一些老年人或腿腳不靈便的人不適合用蹲廁，這時可以在坐便時，腳下放置一個凳子。抬高腿部，能有效增加腹壓，使得排便更為順暢。這樣做還能減少排便過程中膝蓋的受力，特別合適體弱的老年人和腿腳不靈便的人。

排便時應心情放鬆，保持專注。如果使蠻力排便，會引起痔瘡、脫肛，還可能有引發心腦血管意外。

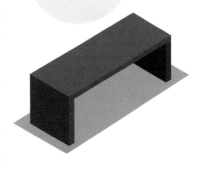

坐便時，可以在腳下放置一個小凳子

痔瘡、肛裂、結腸息肉等疾病都會引起便血。一般說，成人最常見的是痔瘡出血或大腸癌致便血；兒童最常見的則是肛裂出血。

痔瘡出血

痔瘡出血一般發生在排便過程中或便後，血色鮮紅，血與糞便不混合。嚴重時出血呈點滴狀或噴射狀，長時間出血可以引起患者失血性貧血。

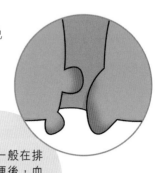

痔瘡出血一般在排便中或排便後，血色呈鮮紅色，與糞便不混合

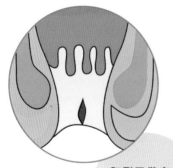

肛裂不僅疼痛劇烈，還時常伴有出血症狀

肛裂出血

肛裂導致的便血血色鮮紅，滴出或廁紙擦後有血跡，且便後肛門劇烈疼痛。

直腸、結腸息肉出血

血色鮮紅、血與大便不混合。出血多半混有黏液或呈膿血便，伴有腹痛、發熱、便頻等症狀。

直腸惡變

血色鮮紅或暗紅，滴狀附於大便表面；晚期常出現膿血便並伴有肛門直腸下墜感、全身消瘦、大便次數增加、便秘與腹瀉交替出現等症狀。

排便不順暢，按壓水分穴

水分穴主治腹瀉、腹痛、反胃、嘔吐等疾病。當腸道不適時，可以按壓此穴。經常按揉水分穴能起到健脾理氣、消除積滯的作用。

水分穴位於人體的中腹部，肚臍上一指寬處（即拇指的寬度）。用指腹以畫圓方式按壓，以出現酸脹感為宜，每次 15 下，每天按 2~3 次，能有效促進代謝和排便。

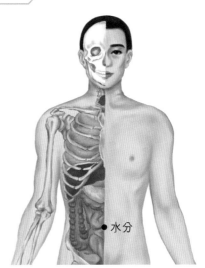

● 水分

大便黏膩不爽，有濕熱

有人大便比較黏膩，便完容易粘馬桶，常需要使用馬桶刷。這在中醫上講是由於體內濕熱積滯所致。

《黃帝內經》中說：「膏粱之變，足生大疔。」即常食味厚、油膩、辛辣刺激的食物會導致體內濕熱內積，與腸道內糞便結合，形成黏膩便。長此以往會誘發多種腸道疾病，如潰瘍、痔瘡、息肉和腫瘤。

大便黏膩不爽可以通過補充腸道益生菌來調理，也可以通過喝薏米水、麥冬茶來調理，或以葛根、黃芩、黃連、炙甘草等熬湯飲用。飲食上注意以清淡為主，多吃些白蘿蔔、紫菜、山藥、蘋果、西蘭花等。

適量食用枸杞子、薏米、茯苓、麥冬等，有助於去除體內濕熱

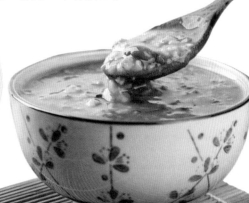

4種腹瀉，可中醫調理

中醫認為，腹瀉基本與脾胃的運化失常有關，清濁不分、水穀不化、消化功能不好均會導致腹瀉。引起脾胃運化失常的原因眾多，外感風寒、飲食失節、情志失調、體虛都有可能。

急性腹瀉大多與外感、飲食相關，慢性腹瀉多與情志、體虛相關。中醫上將腹瀉分為 4 個證型，了解不同原因，可以幫助我們對腹瀉進行有針對性的調理。

證型	症狀	治法	參考使用的中藥
寒濕內盛證	排便較稀如水樣；腹痛伴有腸鳴、腹脹、食慾減退；舌頭的顏色比較淡，苔白厚。如果是因受涼引起，還伴有惡寒頭痛、肢體酸痛等症狀	散寒化濕	藿香、白朮、茯苓、甘草、半夏、陳皮、厚朴、大腹皮、紫蘇、白芷、桔梗
濕熱傷中證	腹痛，着急上　所；大便顏色呈黃褐色，非常臭，肛門感到灼熱；小便短黃，總是感覺口渴；舌頭呈紅色，舌苔偏黃且厚	清熱利濕	葛根、黃芩、黃連、甘草、車前草、苦參
食滯胃腸證	肚子很痛，伴有腸鳴，上　所，大便有臭雞蛋味，排完便腹痛止，只是感覺腹脹，反酸有異味；缺乏食慾	消食導滯	神曲、山楂、萊菔子、半夏、陳皮、茯苓、連翹、穀芽、麥芽
肝氣乘脾證	胸悶，頻繁打嗝；每次情緒緊張或精神壓力大的時候就會腹痛，想拉肚子；舌頭呈淡紅色	抑肝扶脾	白芍、白朮、陳皮、防風

注：在生活中自辨病因，用中藥時，一定要有醫生或中醫師指導，切勿自行亂用藥物。

嬰兒大便全知道

當了媽媽後，觀察寶寶的大便幾乎是每天「必修課」。觀察寶寶的大便有助於識別其腸胃狀況，便於及時調整護理寶寶的方法。

新生兒正常的大便情況

一般而言，出生2~3天的新生兒所排大便為胎便，裏面含有腸黏膜上皮組織、胎毛、羊水、膽汁等，基本無菌，也沒有臭味，通常是瀝青一樣的綠便。

母乳餵養後糞便顏色為黃色或金黃色，多為均勻膏狀或帶少許黃色糞便顆粒，或較稀薄，有一定臭味，每天排便2~4次。而人工餵養的寶寶糞便為淡黃色或灰黃色，較乾較稠，每天大便1~2次。

寶寶大便不正常的表現

大便形態		形態描述	可能預示的問題
	綠色	糞便量少，次數多，呈綠色黏液狀	餵養不足
	蛋花樣	每天大便5~10次，含有較多未消化的奶塊	有可能消化不良或者是細菌性腸炎
	泡沫狀	大便稀，大便中有大量泡沫，帶有明顯酸味	寶寶攝入的糖或澱粉過多
	惡臭難聞	添加輔食後，大便味特別重	攝入高蛋白食物太多
	顆粒狀	寶寶大便乾燥，多個小球狀	寶寶便秘了，需要增加飲水等
	帶血便	大便呈紅色或黑褐色並且夾帶有血絲、血塊、血黏膜等	可能是食用了動物肝、動物血引起；也可能是細菌感染，需盡快前往醫院就診

關心自己的「屁事」

通常我們會用「一點兒屁事」來形容微不足道的小事，但是「屁事」與人體健康狀況密切相關，不僅可以反映腸道功能與疾病，還反映機體某些器官是否正常。

放屁是由於消化道菌群分解食物時產生了較多的氣體，隨腸蠕動排出體外，是一種正常的生理現象，也是腸道正常運行的一種表現。

屁中含有 400 多種成分，其中氮氣佔 59%，氫氣佔 21%，二氧化碳佔 9%，甲烷佔 7%，還有 4% 的氧氣等，這些氣體並不會有異味，其中極其微量的氨和硫化氫等氣體是導致臭味的原因。

3 種食物，減少腸道排氣

腸道排氣特別多，而且又臭又響，那麼有可能是因為進食原因，也有可能是因為胃腸在「求救」。

當進食過多大蒜、洋蔥、豆類、薯類、甜食等時，會直接導致腸道排氣量增加；吃飯後短時間內吃水果，也會導致食物在胃裏混合發酵產氣；另外，吃飯速度過快、腹部受涼、情緒暴躁也都會導致腹脹、腹痛或腸道濁氣多的問題。

飲食中減少高脂肪、高蛋白、高糖食物的佔比，多吃木耳、山藥等健脾利腸的食物。木耳被稱為「腸道清道夫」，其中富含的膳食纖維可以包裹食物殘渣，幫助有效排便；山藥有健脾利濕的功效，其含有較多的澱粉酶和植物多糖，有助於減少腸道產氣。

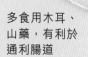

多食用木耳、山藥，有利於通利腸道

憋屁危害大

在公眾場合，放屁是件很令人尷尬的事情，於是，很多人就養成了憋屁的習慣。當氣體無法通過直腸到肛門順利排出時，就會在腸道內亂竄，有些則會被腸道重新吸收進入血液裏，對消化系統不利。

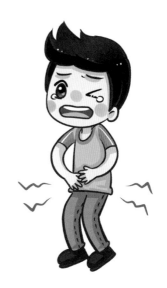

憋屁還會使腸道蠕動被抑制，可能會引發便秘、腹脹、腹痛等問題。

當在公眾場合感覺到腸道要排氣的時候，可以暫時離開一小會兒，找一個通風或人較少的地方解決。如果不方便走動，可以嘗試胸腔吸氣，挺起胸腔，收回肚子，控制速度，盡量放緩速度，減少聲響。

避免屁聲響、味道重，次數過於頻繁的情況，最根本的措施還是注重飲食調理，使腸道健康運行。當屁比較多且臭時，就需要去醫院檢查是否患有腸道疾病。

完全不排氣，更需重視

一般人在正常飲食下，每天都會有意識或無意識地放 10~18 個屁，總排氣量 400~2400 毫升，有時甚至自己也未能察覺。

如果好幾天都不放屁，也不排便，並且伴有間歇性腹痛，那就有可能是腸梗阻的徵兆。腸動力不足，腸蠕動過慢，也會導致腸道內氣體積滯，長期如此還會引發腸扭轉、腸套疊等嚴重後果。

此外，做完腹部手術的人，腸蠕動會出現反射性抑制，從而導致腸道內氣體積滯，也會導致不排氣的情況，這時可以在術後下床多走動走動，以助排氣。

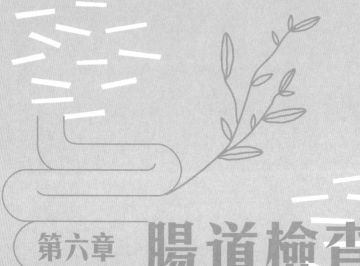

第六章　腸道檢查
很有必要

chapter 06

久坐、久卧、飲食不節等不良的生活習慣導致越來越多的人罹患腸道惡性疾病，隨着腸癌發病率和死亡率的不斷激增，很多人開始提高警惕。定期檢查有助於及時了解自身真實的健康狀況，及早發現問題，也能避免「恐癌症」，排除心理障礙。

隨着醫學不斷發展，腸鏡帶來的不適感大大減輕，無痛腸鏡的普及更是很多患者的福音。

腸道檢查有哪些

　　腸道檢查的方法非常多，常用的有大便常規及隱血檢查、腹腔 CT 檢查、下消化道造影、腸鏡檢查等，醫生通常會根據患者描述症狀的不同和嚴重程度，建議或安排不同的檢查項目。

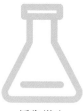
採集樣本

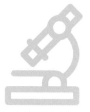
化驗室化驗

　　通過大便相關的化驗，可以診查出大便異常成分，如果發現便血，就需要進一步做腸鏡檢查；如果大便化驗發現白細胞增多，則說明腸道有炎症；大便檢查還可以檢出是否有寄生蟲感染等情況，其局限性是不能查出腸息肉，需要做腸鏡才可確診是否有腸息肉。

長期便秘，需要注意

　　如果患有嚴重、長期的便秘，並且通過飲食調理、生活作息習慣調理都不能得到有效緩解，就可以做以下檢查。

　　1. 腸鏡檢查：排除器質性問題。

　　2. 排糞造影：觀察肛門、直腸相關部位。

　　3. 結腸傳輸實驗：判斷是腸蠕動問題還是慢傳輸或結腸梗阻問題。

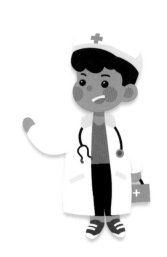

腸鏡是怎麼做的

腸鏡檢查是醫生利用一根直徑約 1 厘米、長約 140 厘米、頭端裝有燈光、電子攝像頭、細長可彎曲的纖維軟管，通過肛門進入直腸，並經結腸到達末端迴腸直觀地觀察腸道的一種檢查方法。

進行腸鏡檢查前，受檢者通常需要提前排空腸道，並且禁食一段時間。在檢查時需採取左側臥位，雙膝屈曲，保持身體放鬆。醫生將腸鏡由肛門慢慢放入，往腸腔中打氣，以便更詳細、按順序觀察腸腔內有無病變。整個檢查過程需要 10~30 分鐘。

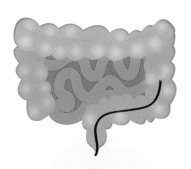

做腸鏡檢查用的管子一端有內窺鏡、燈光等裝置，用以觀察腸道內狀況

重視腸癌的篩查

腸癌是較常見的消化道惡性腫瘤，有研究表明，在中國，大腸癌發病率迅速上升至第 3 位，每年有約 37.6 萬人確診為大腸癌，平均每天約 1000 人被確診。

早期的腸癌並沒有明顯的症狀，如果出現便血、腹瀉、腹痛、排便困難、體重減輕、貧血等症狀，往往已經是中晚期了。腸癌愈早發現愈有利於治療，為了及早發現病情，以下人群需要定期接受大腸癌的篩查。

1. 50 歲以上的人群。
2. 大便隱血實驗顯示為陽性。
3. 有結腸腺瘤性息肉、潰瘍性結腸炎等癌前病變的患者，以及有腸癌家族史的患者。
4. 有超過 2 週的腹瀉、便秘、便血或者大便變細、變扁的症狀。

一項能救命的檢查

腸鏡，也就是電子結腸鏡檢查。腸鏡檢查包括對大腸的升結腸、橫結腸、降結腸、乙狀結腸、直腸等部位的檢查。

腸鏡是發現腸息肉的重要手段

通過腸鏡，可以檢查出多種類型的息肉，可以觀察腸息肉的大小、單發或多發、有蒂或無蒂等。80% 以上的腸癌都源於腸息肉的突變，從腸息肉發展到癌症，通常需要 5~10 年的時間。腸癌早期症狀並不明顯，很容易因為患者的忽視而錯失最佳治療期，因此，有消化道相關不適或 50 歲以上人群，都最好定期做腸鏡檢查。

腸鏡檢查還可以觀察到腸壁的顏色，並且發現寄生蟲，最為常見的是絛蟲。腸道內的結腸炎、潰瘍和出血以及腫瘤都能通過腸鏡看得一清二楚。

哪些人建議做腸鏡

通常年齡超過 50 歲，就需要定期接受腸鏡檢查。而當身體出現以下情況，並且排除了可能導致這些情況的其他原因還是沒有好轉的情況下，也需要去做腸鏡檢查了。

1. 便血，下腹疼痛，或反覆出現大便隱血實驗陽性。
2. 慢性腹瀉或經常腹瀉，且遷延不癒。
3. 腹部有包塊。當患者用手觸摸腹部可摸到包塊時，需要排除腸道腫瘤。
4. 長期便秘或排便困難。
5. 貧血和身體消瘦時。
6. 發現身體異常，但通過其他腸道檢查不能確診的患者。
7. 有腸癌等重大腸道疾病家族史。

如果家族成員患有腸息肉，那麼最好定期做腸鏡檢查。

最直觀、詳盡的腸道檢查

腸鏡檢查能使醫生比較詳細地、直觀地對腸疾病做出判斷，是可以防止漏診多發性結、直腸癌和多發性息肉的有效檢查方法。

腸道彩色超聲波、腹腔 CT 電腦掃描、大便檢查等其他腸道檢查都有一定的局限性，不能直觀、清晰地看到腸道內部的情況。腸鏡是目前診斷結直腸及迴腸末段黏膜病變的最佳選擇，利於了解病變的輕重，為制訂正確的治療方案提供準確的依據，同時，在檢查過程中可以治療一些小的腸息肉。

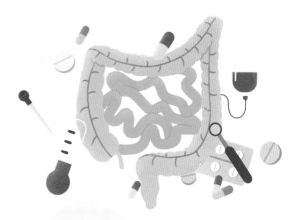

腸鏡是檢查
腸道疾病最
有效的方法

診斷大腸癌

腸鏡是目前臨床診斷大腸癌最可靠的方法，因此被稱為「一項能救命的檢查」。腸鏡還可以直接發現大腸等部位病灶，可以取活檢（活組織切片檢查）做病理檢查。在做腸鏡時，可以在鏡下處理一些結腸病變，如切除結腸腺瘤可使大腸癌的發病率大大降低。

風險率較低

有些患者做過腸道手術或者腸壁比較薄、有些病變，檢查過程有可能導致併發症，但是其發生風險極低，有統計顯示併發症大約為 1/1000。

現代醫學技術發達，即使檢查過程中發生了出血、穿孔等現象，一般也可以及時處理。患者只需在檢查前提供完善的過往病史信息，醫生評估後再做決定，不必因有風險而恐懼腸鏡檢查。

有沒有無痛的腸鏡檢查

隨着醫療技術的進步，無痛腸鏡逐漸普及。在無痛腸鏡檢查過程中，患者感受不到疼痛，通常是為患者進行靜脈注射麻醉藥劑，再進行檢查。

無痛腸鏡使用的靜脈麻醉藥劑量小、起效快、代謝快，檢查後不會留下任何後遺症，不會影響記憶力和智力。整個過程中避免了腸鏡探入身體引起不適而導致患者不配合的情況。

無痛腸鏡有效增加了腸鏡檢查的舒適度，也提高了安全性，但是並非所有人都可以進行無痛腸鏡檢查，對於一些老年患者，合併心、腦、肺疾病的患者，以及腹腔多次手術，粘連比較嚴重的患者，做普通腸鏡更安全。

3個技巧，
做好腸道檢查準備

腸道準備不充分會影響腸鏡的安全性和準確性，影響腸道疾病的發現和確診。提前做好清腸準備是腸道檢查成功的關鍵。

1. **飲食的準備**：蔬菜的莖葉纖維和水果核都比較難以消化，容易粘在腸道裏，很難被清除掉，因此在腸鏡檢查的前一天晚上，要採取低渣、低膳食纖維飲食，可以食用粥、牛奶、豆漿或藕粉等容易消化的食物，晚上 8 時後盡量避免進食。

2. **導瀉劑的使用**：將導瀉劑兌入 2 升水中，檢查前 4~6 小時開始，每 10~15 分鐘喝 250 毫升，分 2 小時喝完。對於長期便秘或頑固性便秘的人則需要增加 1 升劑量或喝一些番瀉葉茶。

3. **腸鏡的禁忌**：低血糖患者可適量飲用無色糖水，孕媽媽和糖尿病患者不宜服用導瀉劑。

腸鏡檢查後的注意事項

　　普通腸鏡檢查患者可以在檢查完下床適量走動，促使腸道排氣；無痛腸鏡患者則需要在檢查後，蘇醒後觀察 30 分鐘，身體無異常，才可以離開。

　　腸鏡檢查結束後，受檢者腹部可能會出現輕度腹脹、腹痛等現象，可輕揉腹部，經肛門排氣或排便後情況可以緩解。如果出現劇烈腹痛，應及時告知醫生。若無意外情況，受檢者觀察 1~2 小時後方可離開。

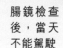

腸鏡檢查後，當天不能駕駛

　　檢查結束後，受檢者 24 小時內需要清淡飲食，禁食辛辣食物，不可飲酒。檢查結束後，受檢者 24 小時內不得駕駛機動車輛，不得從事高空作業。另外，如果個別受檢者出現少量大便帶血情況，一般無須特殊處理；出血較多且伴有劇烈腹痛者，應立即到醫院就診。

哪些人不適合做腸鏡檢查

1. 患有急性腹膜炎、腸穿孔的患者不能進行腸鏡檢查，以免加重病情。
2. 腹腔、盆腔手術後早期，或放射治療後，有廣泛腹腔粘連的患者，不可強行做腸鏡檢查，以免造成不必要的損傷。
3. 肛門、直腸有嚴重的化膿性炎症患者，或者存在疼痛性病灶患者，例如，肛門膿腫、嚴重肛裂等患者。在這種情況下如果進行腸鏡檢查則有可能導致感染擴散，或者引起劇烈疼痛。
4. 月經期或妊娠期女性不可進行腸鏡檢查，妊娠期腸鏡檢查可導致流產或早產。
5. 身體極度虛弱者、嚴重心腦血管疾病患者，以及癌症晚期伴有腹腔內廣泛轉移者等不宜進行腸鏡檢查。

　　總之，對腸鏡檢查不耐受者，必須慎重，權衡利弊再決定是否進行腸鏡檢查。

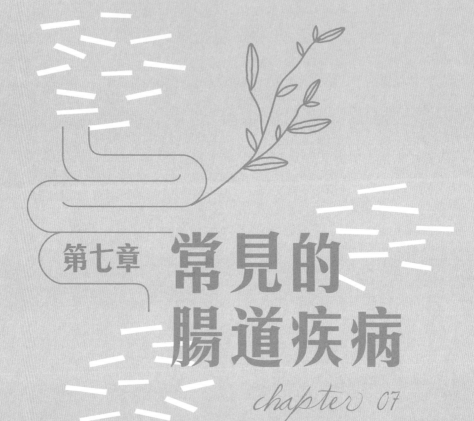

第七章　常見的腸道疾病

chapter 07

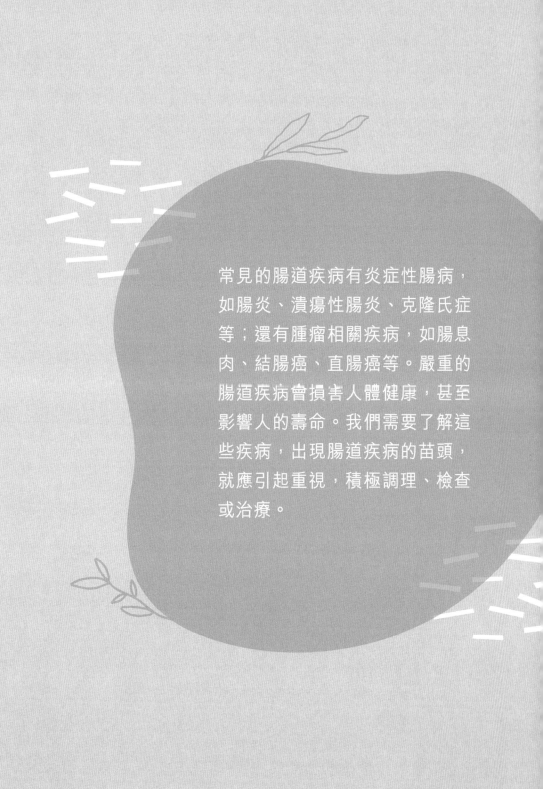

常見的腸道疾病有炎症性腸病，如腸炎、潰瘍性腸炎、克隆氏症等；還有腫瘤相關疾病，如腸息肉、結腸癌、直腸癌等。嚴重的腸道疾病會損害人體健康，甚至影響人的壽命。我們需要了解這些疾病，出現腸道疾病的苗頭，就應引起重視，積極調理、檢查或治療。

一種常見的功能障礙性綜合症；

發病年齡多在 20~50 歲；

腹痛或腹部不適，伴有排便習慣及性狀改變；

病程長，症狀反覆，但預後一般較好。

你有沒有在緊張或者受到驚嚇的時候，總捂着肚子說：「哎喲，肚子疼，需要去趟洗手間……」

做了各種檢查都沒發現問題，卻長期飽受腹痛或腹部不適、排便增多或便秘的困擾，嚴重影響生活質量，其實這是一種叫「腸易激綜合症」的病。

腸易激綜合症是一組持續或間歇發作，以腹痛、腹脹、排便習慣和（或）大便形狀改變為臨床表現，而缺乏消化道結構和生化異常的腸道功能紊亂性疾病。腸易激綜合症以 20~50 歲的中青年多見。

無論從中醫辨證，還是從肝論治方面，都和肝鬱氣滯相關。

腸易激綜合症的典型症狀 / 135

1. **腹痛、腹部不適**：常沿腸管有不適感或腹痛，可發展為絞痛，持續數分鐘至數小時，在排氣排便後緩解。
2. **腹瀉或不成形便**：常於餐後，尤其是早餐後多次排便。
3. **便秘**：每週排便 1~2 次，偶爾十餘天 1 次。
4. **排便過程異常**：常出現排便困難、排便不盡感或便急等症狀。
5. **黏液便**：大便常帶有少量黏液。
6. **腹脹**：白天明顯，夜間睡眠後減輕。

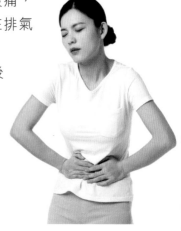

一般以「綜合症」命名的病，要麼是病因不明，要麼是多種因素影響。腸易激綜合症就是這樣，病因和發病機制尚不十分清楚，普遍認為是腸道動力異常、內臟感覺異常、腦—腸軸調控異常、炎症和精神心理等多種因素共同作用的結果。

腸易激綜合症病因

腸道動力紊亂
- 腸道動力變化是重要病理生理基礎
- 腹瀉為主者
- 便秘為主者

內臟感覺異常
- 內臟高敏感是核心發病機制
- 對結直腸擴張（壓力）刺激敏感
- 對溫度（包括冰水）的刺激呈高敏感
- 對生理刺激（進餐）的高反應性

腦—腸軸調節異常

腸道微生態失衡
- 糞便腸桿菌增加
- 雙歧桿菌、乳酸桿菌減少

腸道感染與炎症反應
- 急性腸道感染後發病率增加
- 可能是免疫炎性反應

精神心理因素
- 伴有不同程度的精神心理障礙
- 通過多種機制參與發病

> 包括腸胃炎、小腸炎和結腸炎等；

> 最主要的症狀是腹痛伴腹瀉；

> 由細菌、病毒、真菌和寄生蟲等引起；

> 按病程分為急性和慢性。

　　腹痛、腹脹和腹瀉等症狀基本每個人都遇到過，通常由進食不當或着涼及生活習慣不規律等引起。

　　如果一天排便超過 3 次以上，並且伴有腹痛、腹脹，就極有可能感染了腸炎。急性腸炎多發生於夏、秋兩季，多發於幼兒及兒童。通常由暴飲暴食或吃了生冷、變質食物及細菌污染的食物所致。病程通常在 1 週以內，急性腸炎如果不及時治療，有可能會轉為慢性腸炎。

　　慢性腸炎的病程較長，一般在 2 個月以上，通常與遺傳因素、濫用抗生素、免疫力低下、精神因素等有關。

腸炎的典型症狀　　138

1. **腹瀉**：急性腸炎最主要的症狀是腹痛伴有腹瀉、腹部脹痛、大便呈稀糊狀，甚至水樣便且伴有濃烈的臭味，嚴重者大便中出現黏液及膿血。急性腸炎腹瀉次數較多，輕者每天 2~5 次，重者達 10 次以上。
2. **食慾下降**：腸炎會導致腸道蠕動增快，腹部疼痛會引起食慾下降。
3. **噁心或嘔吐**：病毒性腸炎可能會導致噁心、嘔吐的症狀。
4. **腸鳴和腹部絞痛。**
5. **發熱、全身不適、肌肉酸痛、極度疲憊等不適。**

患有腸炎期間，腸道處於充血或發炎的狀態，腸蠕動活躍或處於痙攣狀態，消化能力較弱，恰當的飲食調理有助於病情的好轉。

第一步：

急性腸炎初期，腸道最為虛弱，可以吃一些流食，如大米粥、藕粉、細掛麵、燴薄麵片等易於消化的食物。如腹瀉嚴重或出汗較多，還應適當多喝一些淡鹽水等。如果伴有較為嚴重的嘔吐，影響進食和飲水，則可能需要服用電解質補充劑或通過輸液補充體內水分、維生素和電解質的不足。

第二步：

腸炎好轉期，可以食用流質或半流質食物，如粥、麵條、蒸蛋羹等。

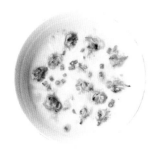

第三步：

腸炎恢復期，仍以清淡、軟爛、溫熱食物為主。

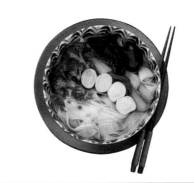

急性腸炎患者需要補充身體缺失的水分、維生素等營養物質。為了更好地預防腸炎復發，還需要注意是否對某種食物或環境過敏，盡量避免接觸致敏原。

腸炎處於恢復期時，患者腸道易感染，需要少吃或不吃生冷、堅硬、辛辣食物，不吃變質食物。平常應加強鍛煉，提高自身免疫力，還要避免腹部受涼等。

當心腸息肉

腸道黏膜表面長的「肉疙瘩」；

70% 以上為腺瘤性息肉；

80%~95% 的大腸癌是由腸息肉演變而來；

高發年齡是 50 歲以上。

腸息肉男性發病多於女性，年齡愈大，發病率愈高。腸息肉是腸黏膜表面向腸腔凸出的隆起性病變，通常情況下，結腸和直腸息肉最多，小腸息肉較少。腸息肉一般沒有明顯的症狀，只能靠腸鏡檢查發現。

腸息肉會長大，還有惡變為腸癌的可能。息肉主要分為炎症性和腺瘤性兩種，通常炎症性息肉通過消炎治療可以自行消失，但是腺性瘤則有非常大的惡變概率。

腸息肉演變為腸癌，一般需要 5~15 年的時間，平均為 10 年。如果有家族腸道病史，應盡早檢查，早確診，早診治，可以避免直腸癌的發生。

腸息肉的典型症狀

很多時候，腸息肉症狀不明顯，一些小的息肉甚至沒有明顯症狀，偶爾在腸鏡檢查時才能被發現。

當腸息肉比較大或量比較多的時候，會導致腸道刺激性腹瀉或便秘的症狀。如果息肉比較大，在大便的摩擦之下或者是大便比較乾燥的時候，有些息肉可以被蹭掉，這些息肉或者是腸道損傷面就會出血。如果息肉和創面比較大，出血會比較嚴重，甚至是大便出現明顯的鮮血。

腸息肉的誘因及調理

通常，腸息肉的出現與遺傳因素、不良生活與飲食習慣、腸道感染、維生素和礦物質缺乏等因素有關。

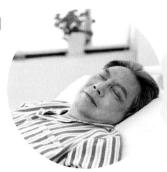

腸息肉的發病率隨患者年齡增長而逐漸提高

飲食習慣與腸息肉的形成息息相關。通常，肉類及魚蝦等高脂肪、高蛋白食物吃得過多，而粗糧及蔬菜等富含膳食纖維的食物吃得較少，容易導致大腸息肉。

年紀較大的人，腸息肉發病率也較高。有研究表明，腸息肉的發病率隨患者年齡增長而逐漸提高。大腸是食物殘渣停留的地方，食物殘渣長期刺激腸道易引發腸息肉。因此，人到中年後，更需要注重定期檢查。

腸道慢性炎症的刺激也會導致腸息肉。腸道黏膜受炎症刺激易產生充血水腫，進而導致黏膜增生，引發腸息肉。

引起結腸息肉的主要原因是腸道菌群失調，腸道壞菌增多，致使結腸出現慢性炎症，引發結腸息肉。

鈣和維生素 D 缺乏，缺鈣易導致結腸細胞過度生長，引發腸息肉。維生素 D 可以抑制腸息肉細胞的增長速度，降低癌變概率。

有腸息肉家族病史的人，應該定期進行腸道檢查。

可怕的腸梗阻

一種常見的外科急腹症；

常見症狀為「痛、脹、吐、閉」；

多發於術後、老年人、嬰幼兒；

死亡率為 5%~10%。

　　腸梗阻指腸內容物在腸道中通過受阻，為常見急腹症，可由多種因素引起。起病初期，梗阻腸段先有解剖和功能性改變，繼而發生體液和電解質的丟失、腸壁循環障礙、壞死和繼發感染，最後可致毒血症、休克。

　　腸梗阻最典型的症狀表現為「痛、脹、吐、閉」，即陣發性的劇烈絞痛、腹脹、噁心和嘔吐、停止排便和排氣。腸梗阻會影響血液供應，造成腸壞死、穿孔等危險，情況嚴重時還可危及生命。如能及時治療，大多能治癒。

腸梗阻的誘因

　　導致腸梗阻的原因多種多樣，嬰幼兒腸道發育不完善，飲食突然有比較大的改變，發生腸套疊引起腸道內容物運行障礙時都會導致腸梗阻。

1. **服用止吐藥物、化療藥物或術後粘連**：會引發腸道損傷，腸道功能異常。
2. **腸道腫瘤、腸系膜血栓**：會導致狹窄性腸梗阻。
3. **晚期卵巢癌及復發性卵巢癌、克隆氏症等疾病**：會有併發急性腸梗阻的風險。
4. **大便乾結、腸息肉、腸道寄生蟲等**：會引發腸道內容物堵塞，誘發腸梗阻。

發現腸梗阻怎麼辦

若發現自己疑似腸梗阻時，不可盲目進食或進水，需要盡快去醫院進行診斷並治療。

不要盲目吃止痛藥

腸梗阻會誘發劇烈的疼痛和腹部的悶脹感，此時不可盲目服用止痛藥，以防形成藥物依賴，更不可濫用瀉藥，瀉藥會使疼痛加劇，嚴重者會直接導致腸穿孔。

正確做法是遵醫囑用藥，多臥床休息，穩定情緒，促進排氣並留意病情。護理者也需注意觀察患者嘔吐物的顏色，及時記錄病情變化，與醫護人員進行有效溝通。

如何治療

患有腸梗阻期間不能進食，需要通過輸液來獲取營養。

腸梗阻通常需要進行胃腸減壓治療，即使用醫學方法將胃裏積聚的東西引出體外，以改善胃腸壁血液循環，減少脹氣，減輕或緩解腸梗阻症狀。另外，還可通過胃管注入少量石蠟油來刺激胃腸蠕動，間接緩解梗阻。

經過醫生評估後，還會對於部分腸梗阻患者進行手術治療。

當心復發

腸梗阻治癒後，還有復發的風險。因此，在治療後，需要繼續進行飲食調理。從流質飲食慢慢過渡到半流質飲食和普通飲食；注意避免食用生冷乾硬、辛辣刺激性食物，避免過飽及餐後劇烈活動或運動。少吃易產氣的和不好消化的食物。進食七成飽、少食多餐；多飲水，多吃新鮮蔬菜，保持大便通暢。

十二指腸潰瘍危害大 146

一種常見的消化性潰瘍；

好發於冬、春兩季；

發病年齡多為 35~45 歲；

男性發病率比女性高。

十二指腸潰瘍多發生在十二指腸球部，以前壁居多，其次為後壁、下壁、上壁。十二指腸潰瘍是一種圓形或橢圓形的局限性黏膜缺損，累及黏膜、黏膜下層和肌層，治癒後不留瘢痕。潰瘍穿孔後胃內容物流入腹腔，迅速引起腹膜炎，常產生劇烈腹痛，隨後產生膿毒感染及中毒性休克，若不及時搶救，可危及生命，嚴重的十二指腸潰瘍有可能會造成潰瘍癌變。

十二指腸潰瘍的典型症狀 147

十二指腸潰瘍較典型的症狀是飢餓的時候會胃痛，伴有灼熱感，進食後得以緩解，俗稱「饞病」，患者往往會由於進食過多導致體重增加，還可表現為上腹部鈍痛、灼痛、脹痛或劇痛等不適。還有患者因潰瘍慢性失血而導致貧血和乏力等。

胃潰瘍與十二指腸潰瘍的不同

胃潰瘍患者胃酸分泌正常或稍低，而十二指腸潰瘍則多會增高。這兩種潰瘍都是由胃酸刺激消化道黏膜引起的，但症狀上明顯不同。

症狀的不同點	十二指腸潰瘍	胃潰瘍
疼痛種類不同	飢餓時疼痛。兒童患者以嘔吐為主；老年患者則以腸道出血為主	多表現為上腹鈍痛、灼痛
疼痛時間不同	空腹及夜間都會有明顯的疼痛	進食後疼痛加劇
疼痛部位不同	臍上方或偏右有壓痛	上腹正中或偏左有壓痛

　　十二指腸潰瘍與胃酸分泌異常、幽門螺旋菌感染、長期服用非甾體抗炎藥、生活及飲食不規律、工作及外界壓力大、吸煙、飲酒以及精神因素密切相關。

幽門螺旋菌感染

消化性潰瘍是由胃液的消化能力超過胃和十二指腸黏膜防禦能力導致的。強力制酸劑可以治療潰瘍，但潰瘍癒合後復發率居高不下，即使長期進行藥物治療，一旦停藥仍可能復發。80%~90% 的患者被發現存在幽門螺旋菌感染，根除此菌後潰瘍可癒合。

胃酸分泌過多

十二指腸潰瘍發生的根本原因多數是胃酸分泌過多。胃酸過高，激活胃蛋白酶原，使十二指腸黏膜自身消化，這可能是潰瘍形成的重要原因。十二指腸潰瘍患者的基礎酸分泌和最大胃酸分泌量均高於健康人，除與迷走神經的張力及興奮性過度增高有關外，也與壁細胞數量的增加有關。

胃十二指腸運動功能異常

一些十二指腸潰瘍患者胃排空速度較正常人快。內容物排空過快使十二指腸球部與胃酸接觸的時間變長，黏膜易發生損傷。

遺傳因素及生活習慣

十二指腸潰瘍不僅與先天遺傳有關，還與後天的生活環境、飲食習慣、藥物、吸煙及飲酒等習慣有關。

複合性潰瘍是甚麼

大多是先得十二指腸潰瘍，再得胃潰瘍；

男性多於女性；

會引發胃出血、胃穿孔。

胃潰瘍和十二指腸潰瘍同時存在即為複合性潰瘍，這種潰瘍佔潰瘍病患者的 5% 左右。

複合性潰瘍以上腹部疼痛為主要症狀，可為鈍痛、灼痛、脹痛或劇痛，但也可僅有飢餓樣不適感。大部分患者的病情發作呈週期性，每次發作 1~2 小時，間隔於兩餐之間疼痛，或者呈季節性，在秋冬或冬春之交發作。

也有少數複合性潰瘍患者是先患胃潰瘍再得十二指腸潰瘍。複合性潰瘍患者男性多於女性，且併發症的發病概率比一般潰瘍要高。

複合性潰瘍的飲食要點

飲食要點	原因
不要頻繁飲用牛奶	牛奶富含的鈣會刺激胃酸分泌，患者在飲用牛奶之後通常只能感到暫時的病症緩解，隨後會明顯感受到胃部不適
適當吃粗纖維飲食	膳食纖維攝入不足是導致患胃炎、胃潰瘍的主要原因。細軟食物含膳食纖維較少，並且細軟食物不用怎麼咀嚼，不能充分分泌唾液
可偶爾吃些微辣食物，如大蒜、辣椒等	微辣食物可以增加胃黏膜的血流量，還能刺激胃黏膜釋放前列腺素，能夠有效減輕多種有害物質對患者腸胃的損傷

複合性潰瘍的誘因

複合性潰瘍可復發，而且很難治癒，其誘因有很多。

不良生活方式

酗酒、暴飲暴食，進食無規律；常食醃、熏、烤、辛辣刺激性食物；進食蔬果較少。這些會刺激胃黏膜，破壞胃黏膜屏障，導致胃炎、胃潰瘍形成。尤其酒精具有親脂性和溶脂性，可導致胃黏膜糜爛及黏膜出血。

幽門螺旋菌感染

幽門螺旋菌進入胃部和腸道，引起胃、腸黏膜慢性發炎，從而導致複合性潰瘍的發生。另外，一些巨細胞病毒、海爾曼螺旋菌等病菌也會引發複合性潰瘍。

遺傳因素

有研究表明，很多複合性潰瘍患者有該病的家族史。另外，該病患者的子女發病率也較高。

創傷和物理因素

放置鼻胃管、劇烈噁心或嘔吐、息肉摘除等微創手術、大劑量放射線照射均可導致胃黏膜糜爛、出血、潰瘍。

胃動力異常

上消化道動力異常、幽門括約肌功能不全等因素也會延遲胃排空，導致胃泌素分泌異常，損傷胃黏膜上皮細胞。

精神因素

長期處於緊張的人際關係、壓抑、哀愁、自卑等悲觀情緒中，可使消化性潰瘍發病率明顯升高。精神因素可增加胃酸分泌，減弱胃及十二指腸黏膜的抵抗力。

藥物作用

長期服用非甾體抗炎藥、化療藥等，刺激胃黏膜，導致嚴重的黏膜損傷，引發複合性潰瘍。

痔瘡是甚麼

最常見的肛腸疾病；

通常高發於夏季；

發病率高達 59.1%；

女性多於男性。

俗話説「十人九痔」，任何年齡都可發病，隨着年齡的增長發病率增高。

痔瘡是肛門周圍的靜脈腫脹和突出，分為內痔、外痔和混合痔。

內痔位於肛管齒狀線以上位置，會引起排便困難、便血等問題。

外痔則在肛管齒狀線以下位置，會引起明顯的疼痛感，有肛周腫塊、肛門不適、潮濕感、瘙癢等症狀。

混合痔，即靜脈曲張跨越肛管齒狀線，兼具內痔和外痔，因此二者症狀都可出現。

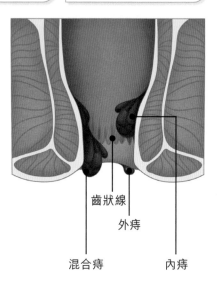

齒狀線

外痔

混合痔　　　　　　　　　　內痔

痔瘡的典型症狀

1. 便血：輕者排便有血絲、血條或少量血液；重者血液自肛門溢出。

2. 脱出：輕者痔核脱出，便後能自行收回；重者痔核脱出且不可自行收回，有水腫、壞死等。

3. 疼痛：內痔一般疼痛感較輕；重者肛門有燒灼樣劇烈疼痛。

4. 黏液外溢和瘙癢：痔脱出後表面黏膜滲出液增多，嚴重者致肛周瘙癢和濕疹。

痔瘡的誘因

痔瘡的發生與不良飲食和生活習慣有關，同時，也與某些慢性疾病、先天性生理異常有關。

水分及膳食纖維攝入不足

成人每日飲水 1500~2500 毫升，才能滿足機體需求，飲水過少會導致腸道蠕動減少。蔬菜、穀薯及油脂類等都可以提供消化系統正常運轉所需營養，營養攝入不均衡會影響大便成分，誘發肛門、盲腸疾病。

不良排便習慣

腹瀉和便秘均是痔瘡的重要致病原因。

很多人喜歡吃瀉藥緩解便秘症狀，但是腹瀉會使腹壓增高、肛門括約肌鬆弛而引起痔瘡。如廁時有看手機、看書的習慣，導致排便時間延長，易引發肛門瘀血。排便時用力過猛、常進食辛辣刺激性食物會導致進入肛墊的血液增加，也易引發痔瘡。

久坐、久站

學生、老師、司機等人群經常保持久坐或久站的姿勢，如果中間缺乏休息，也會導致靜脈血液回流受阻，血液瘀積，誘發痔瘡。

慢性疾病

一些肝臟疾病、腸炎等會影響腸道的營養吸收，長期營養不良、體質虛弱也會導致肛門括約肌鬆弛無力，誘發肛腸疾病。

先天原因

有的胚胎發育異常，也會有先天性肛腸疾病。

預防痔瘡的 2 個小妙招

　　治療痔瘡通常需要藥物，嚴重者還需要手術治療。平時我們可以通過下面 2 個實用的小技巧來預防或減輕症狀。

隨時可做的「提肛運動」

做「提肛運動」可以增加括約肌功能，保證肛門部位的血液循環，達到防治痔瘡的目的，同時還可增強盆底肌的功能，預防尿失禁。

自然站立時，肛門用力向內收縮，收縮 3~5 秒再放鬆 3 秒，重複該動作。這項運動在洗漱時、排隊時都可以做，不建議在憋尿的時候做。

「提肛運動」可以
有效防治痔瘡

大便完畢沖洗

大便完肛門處清潔不到位，就會導致細菌滋生，引發肛門炎症及肛墊腫脹。因此，大便完畢後用溫水沖洗肛門，有助於預防肛門炎症。

清潔肛門可以用盆打水沖洗，也可以採用可沖洗肛門的馬桶。

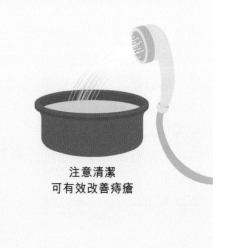

注意清潔
可有效改善痔瘡

　　痔瘡主要是由不良的飲食及生活習慣導致的。痔瘡患者需要多喝水，飲食以清淡、易消化為主，忌辛辣刺激性食物，以及堅硬、油膩等難以消化的食物。平時可以輔助使用痔瘡栓等幫助大便順利排出，緩解肛周不適。

腸癌需防範

一種常見的消化道腫瘤；

以大腸癌比較常見，通常可以治癒；

早期多無症狀，可通過腸鏡檢查出來；

發病率較高，男性明顯多於女性。

　　腸癌是較常見的消化道腫瘤，分為大腸癌和小腸癌，以大腸癌多見。大腸癌可發生在大腸各部位，大部分為結腸癌和直腸癌；小腸癌分為十二指腸癌、迴腸癌和空腸癌。腸癌常見的症狀主要有腹痛、消化道出血及消化道梗阻。

　　大腸癌的生長特點是腫瘤容易多發，發病原因和生活方式、飲食結構、遺傳因素有關。與其他腫瘤相比，大腸癌預後好，早發現、早治療可使患者的 5 年生存率[①]達 90% 以上。

　　腸癌多發於 40 歲以上的中老年人，近年來有年輕化趨勢。年輕人因為新陳代謝旺盛，癌細胞分裂更快，惡性程度比中老年人高。

　　腸癌雖然也受遺傳因素的影響，但是更主要的還是受生活方式影響。臨床病例研究顯示，肥胖與腸癌的發病有一定的相關性。

　　日常膳食習慣由偏向蔬菜和穀物轉變為大量肉、奶、魚類等及精加工快餐，使身體攝入過多的能量、脂肪，而膳食纖維攝入不足，會大大增加腸癌的發病率。

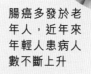

腸癌多發於老年人，近年來年輕人患病人數不斷上升

注①：5 年生存率指某種腫瘤經過各種綜合治療後，生存 5 年以上的比例。

腸癌早期通常沒有症狀或症狀不明顯，到了中晚期才有較明顯的症狀。提前關注腸道問題，早發現，早治療，以免延誤治療時機。

排便習慣發生改變

大便的次數忽然變得不規律，比如以前一兩天 1 次，突然變成一天多次或幾天 1 次，這時候就需要注意了。大便出現不規則的形狀，變細或變扁或呈黏稠狀，也需要排除腸癌可能。另外，如果便秘和腹瀉交替出現，也應警惕是否為大腸癌。

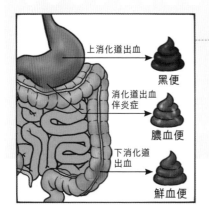

上消化道出血
黑便

消化道出血伴炎症
膿血便

下消化道出血
鮮血便

便血現象

便血也是大腸癌非常重要的症狀，除了鮮紅色的血，還有可能是黑色、暗紅色、紫色等顏色。如有此症狀，千萬不要着急下定論。

腹脹與腹痛

通常大腸癌會引發腹脹和腹痛，還伴有食慾不振的現象。如果腫瘤發生在直腸，也會引起腸道排氣增多。

營養不良

大腸因癌細胞的存在，功能會受到影響，導致患者消化不良，無法正常吸收食物中的營養物質。因此，很多大腸癌患者會有貧血、營養不良的症狀。晚期患者會體形日漸消瘦。

腸癌患者如何護理

　　腸癌容易復發，即使腸癌已治癒，仍需要定期進行腸道檢查，同時建議 40 歲以上肥胖人群，有腸癌家族遺傳病史、腸道息肉、經常熬夜久坐的人，及時接受腸癌篩查。

　　積極配合醫生的檢查與治療工作，同時對患者身體進行科學的護理，也可以有效促進病情好轉。

飲食調理

患者需要規律飲食，少食多餐。製作食物多採用蒸、煮、燉的方式，食物種類盡量豐富，可以適量添加山楂、黃芪、山藥、陳皮等開胃健脾的藥材或食材。

緩解疼痛

腸癌患者需要面對非常強烈的疼痛，切不可盲目吃止痛藥，一定要在醫生的指導下使用藥物。還可以通過按摩、針灸等方法來緩解。

環境護理

使患者盡量處於衛生、舒適、安寧的生活環境中，以利於精神放鬆與建立良好的生活作息習慣。

多運動

患了腸癌後，需要加強運動，散步、慢走、練瑜伽、打太極拳、練八段錦等都是有利於身體康復的運動。術後，更需要循序漸進地運動，每天增長運動時間，逐漸適應到每天運動 30 分鐘以上，以身體微微出汗、不過度勞累為佳。

在運動中出現頭暈、噁心、疼痛等症狀時應立即停止，並及時就醫。

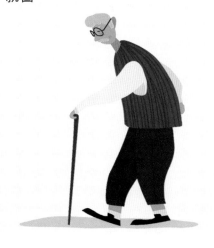

第八章 中醫調理腸道

chapter 08

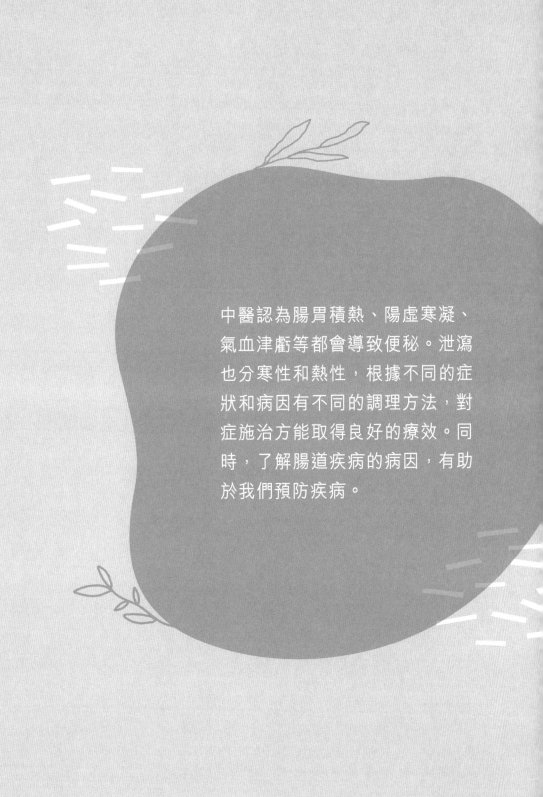

中醫認為腸胃積熱、陽虛寒凝、氣血津虧等都會導致便秘。泄瀉也分寒性和熱性，根據不同的症狀和病因有不同的調理方法，對症施治方能取得良好的療效。同時，了解腸道疾病的病因，有助於我們預防疾病。

　　《黃帝內經》主張按時節養生，養生不僅要順應一年四季的變化，還要符合一日十二時辰的規律。人體內的五臟六腑以及經絡都與一天的特定時辰相對應，每一個時辰都有一個經或一個臟腑來「值班」。把握恰當的時機保養相對應的臟腑，可以起到事半功倍的效果。

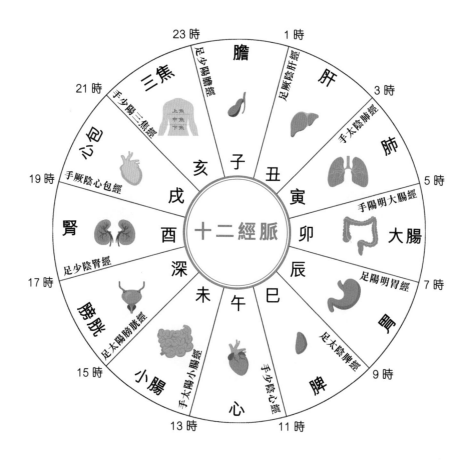

子時　🕐23:00~1:00　膽經當值｜入睡保護陽氣

丑時　🕐1:00~3:00　肝經當值｜進入深度睡眠

寅時　🕐3:00~5:00　肺經當值｜睡眠忌打擾

卯時　🕐5:00~7:00　大腸經當值｜排毒好時機

辰時　🕐7:00~9:00　胃經當值｜早餐營養要均衡

巳時　🕐9:00~11:00　脾經當值｜鍛煉身體強脾胃

午時　🕐11:00~13:00　心經當值｜小睡一會兒形神安

未時　🕐13:00~15:00　小腸經當值｜按摩小腸經助消化

申時　🕐15:00~17:00　膀胱經當值｜工作學習的黃金時間

酉時　🕐17:00~19:00　腎經當值｜培養腎精好時機

戌時　🕐19:00~21:00　心包經當值｜拍打膻中增強心臟活力

亥時　🕐21:00~23:00　三焦經當值｜休養生息養氣血

卯時護大腸

中醫認為，卯時即早上 5~7 時，為大腸經當值的時間。大腸經與大腸、肺等臟腑相連，負責吸收糟粕中的水分，將食物消化剩餘的殘渣變為糞便排出體外。

7 時左右排便

經過一夜睡眠，人體的精氣得以蓄養，到了早上 5~7 時，大腸經當令，卯時大腸開始排毒，此時最適宜起床，醞釀便意，將堆積在體內的毒素排出體外。通宵達旦或睡懶覺都會導致大腸經運行不暢，不利於體內廢棄物排出。久而久之則容易出現口臭、便秘、面部長痤瘡等症狀。

保護肺部

肺受損也會影響大腸的排泄功能，肺部受寒時，會導致身體出現便秘、大便難解或排便不暢等問題。

肺最易受寒邪入侵，因此起床後需要注意保暖，尤其是頸部和背部。另外，做一些舒緩的運動也有利於保養肺部。

按揉尺澤穴有降逆通便的作用。尺澤穴位於人體肘橫紋中，肱二頭肌腱橈側凹陷處，微屈肘取穴，可以經常按摩此處。

按摩方法：彎曲拇指，以指腹按壓或揉壓尺澤，每次左右各按壓 1~3 分鐘，以微微酸痛為宜。經常按摩，有助於防治氣管炎、咳嗽、過敏等。

大腸經的經絡位置

　　大腸經為手陽明經，在十二經中有獨特的應用，有養陽、生津、通肺等作用。大腸經異常會導致頭痛、牙痛、口乾、頸部腫大、肩周痛、咽喉炎、腸胃功能弱、身上多斑點等症狀。

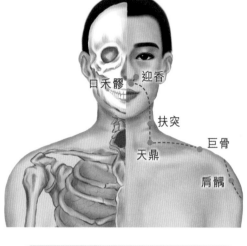

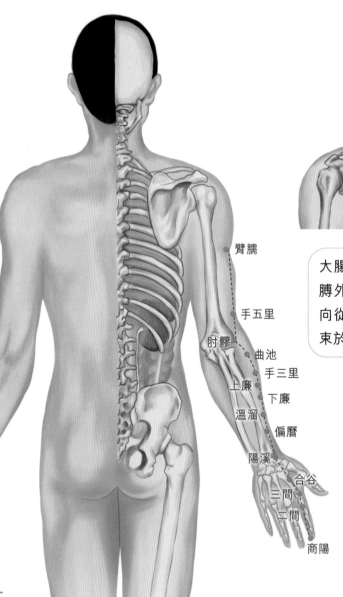

大腸經即手陽明大腸經，位於胳膊外側上緣，與肺經相稱，其走向從手到頭，起始於商陽穴，結束於迎香穴，左右各 20 個穴位。

中醫認為，大腸為「傳導之官」，意為大腸的主要功能是轉化糟粕，通過大便排出體內的毒素。可以在日常生活中進行按摩、針灸等方式刺激大腸經穴位，使大腸經得以疏通，正常循行，可以使排便通暢，保護腸道。

「五更瀉」如何調理

　　有的人一到早上就容易腹瀉，俗稱「五更瀉」，中醫上又叫「雞鳴瀉」，症狀為只在清晨或者凌晨的時候會出現腹痛、腹瀉的情況，白天則不會腹瀉，還伴有畏寒的情況，飲食或環境稍微受一點寒涼就會產生腹瀉。

　　「五更瀉」通常是脾腎陽虛所致，體內陽氣不足，大腸虛寒，主津液功能降低，無力吸收水分，形成腹瀉，因此要注意前胸和後背的保暖。

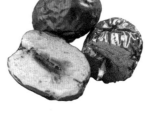

　　調養上需要注意溫補脾腎、固澀腸道。可以吃一些紅棗等溫補脾腎的食物，也可以用山藥、糯米各 50 克、栗子 5 粒一同煮粥食用。

　　「五更瀉」還有可能與進食某些腸道不耐受的食物有關。

晨起一杯水

　　早上喝一杯水，可以促進腸道蠕動，更容易有便意，還可以補充身體缺失的水分。

　　清晨喝水最好是空腹喝，小口小口地飲用，否則難以起到沖刷腸胃、促進血液循環的作用。早上一杯水最好選用溫水。尤其是腸胃不好的人，不宜喝凍水或過燙的水，容易引起腸胃不適。保持早起後空腹喝溫水的習慣對身體健康有好處。

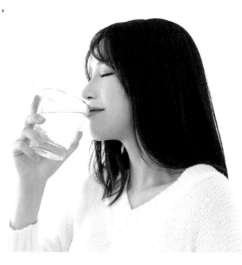

疏通大腸經，美容抗衰老

　　大腸經循行正常有助於體內陽氣升發、生津，大腸經如果發生氣血阻滯、經絡不通等問題，會造成牙齒疼痛、頸部腫脹或便秘等症狀。常常採用敲擊、按摩等方法刺激大腸經，有助於清腸排毒，促進新陳代謝。

防治皮膚病

　　肺主皮毛，與大腸相表裏，大腸經氣血旺盛，經氣通暢，就可以及時將體內毒素排出體外，確保肺功能正常。而當肺氣不足時，會直接影響大腸排泄，使體內的毒素淤積，臉上容易長痘，身上起濕疹。肺好了，人自然面色紅潤、肌膚細膩。

　　大腸經疏通可以很好地調節肺與大腸。同時有關呼吸道的問題，如咳喘、感冒等也能得到緩解。

預防便秘

　　大腸正常吸收水液，通過中焦上輸到肺，並布散津液至全身時，人就不會感到口乾舌燥；同時大腸得以濡潤，便秘的症狀也能得到緩解。

　　調理便秘，關鍵在於調理好大腸。如果排便不暢，可以敲打手臂 2 分鐘，幫助促進腸道蠕動，通便效果會很明顯。

增補陽氣

　　大腸經是多氣多血的一條經絡，可以增補人體陽氣，也可以調節氣血過旺。經常拍打大腸經，能起到美容和抗衰老的作用。

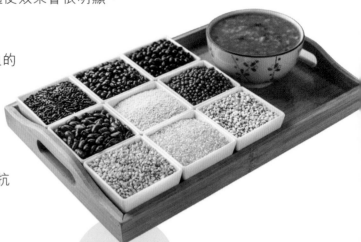

常吃雜糧有助
於預防便秘

按摩大腸經

保養大腸經的方法很簡單，學習這些按摩大腸經的方法，每天在晨起或休息時都可以做。

循經拍打

保養大腸經要手握空拳，沿着大腸經的循行路線拍打，從手部的商陽穴開始，力度適中，每次左右手分別拍 4~6 分鐘即可。

按摩最佳時間

每天在早上起床之後堅持拍打 1 次，因為大腸經氣血最旺的時間是在早上的 5~7 時，在這段時間內進行按摩保健，效果是最好的。大腸經氣血旺盛通暢，有助於改善身體內外的很多疾病。

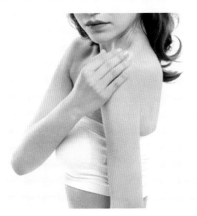

輕按鼻翼

迎香穴在鼻翼旁開約 1 厘米，在鼻翼兩側各有一個凹陷點。按摩時，可以將兩手食指的指尖置於迎香穴，做旋轉揉搓。鼻子吸氣，嘴巴呼氣。吸氣時向外、向上揉搓，呼氣時向裏、向下揉搓，連做 8 次。

經常按摩此處，不僅有利於大腸健康，而且可以清熱散風，緩解感冒或牙痛。

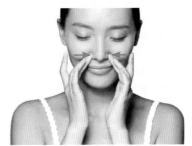

鼻翼部位迎香穴，每天可按摩此處

揉腹按摩

大腸的起點在右下腹，終點在左下腹。按揉腹部也能夠增加腸動力。按摩方式以肚臍為中心，順時針按摩有通便作用，逆時針按摩有止瀉作用。

未時保養小腸

小腸是食物的整理大師，可以泌濁揚清。中醫認為未時，即下午 1~3 時為小腸經當值的時間。

午餐午時吃

中醫講究「過午不食」，應理解為按正確的時間吃飯，並非午飯後就不再進食。

午餐最好是在中午 12 時左右吃，這樣到了下午 1~3 時小腸經最活躍，可以充分吸收食物的營養，減少脂肪堆積。

人體內具有進食和消化食物的生物鐘，到了吃飯的固定時間，消化道就會加速蠕動，膽汁分泌旺盛，最適合進食，並且午餐要吃得有營養、食物種類要豐富，同時避免吃得過飽，否則整個下午都會覺得沒有精神。

保護血管多喝水

人們在下午 1~3 時這段時間可以多喝水，小腸經在這個時間段最活躍。如果小腸有熱，人會乾咳、放屁，此時多喝水、喝茶有利小腸排毒降火，並且對血管有利。

中醫認為，小腸經主要功能是「主液所生病」。「液」包括月經、乳汁、白帶、精液以及現代醫學所稱的腺液，如胃液、胰液、前列腺液等，所以凡與「液」有關的疾病，都可以先從小腸經來尋找解決辦法。

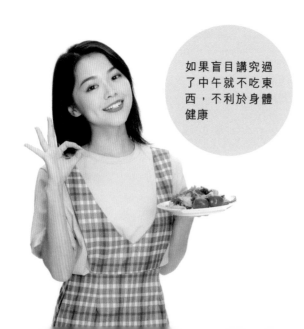

如果盲目講究過了中午就不吃東西，不利於身體健康

　　小腸經經絡走向主要是肩背、頸椎、臉部、耳朵。因此，小腸經不通時會出現目赤腫痛、目視不明、耳聾、耳鳴、牙齦腫痛、咽喉腫痛、咳嗽、氣喘、頭痛、頰腫，也可見脖頸僵痛、肩臂疼痛、手指或腕部疼痛、腰背酸痛、小腹疼痛，以及女性乳汁不足等病症。

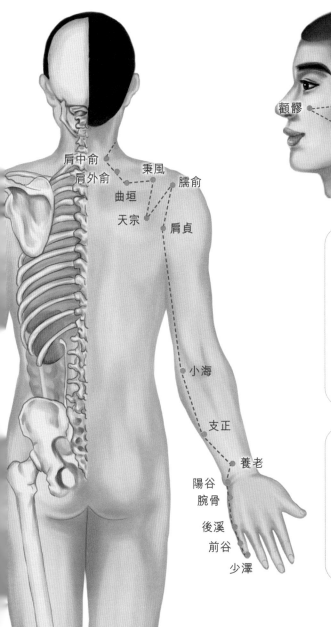

聽宮

顴髎

天容

天窗

肩中俞　秉風

肩外俞

曲垣　　臑俞

天宗　　肩貞

小海

支正

養老

陽谷

腕骨

後溪

前谷

少澤

小腸經即手太陽小腸經，與手太陰心經相互屬絡而成表裏關係。小腸經從小指旁的少澤穴起，沿着胳膊外側循肩膀一直向上到頭部，直到耳朵旁的聽宮穴，左右各有 19 個穴位。

中醫認為，小腸為「受盛之官」，即食物消化與吸收的主要場所。按摩小腸經不僅有助於消化，還可改善肩頸和頸椎疾病，使大腦供血暢通。

小腸經的妙用

按摩小腸經，促進乳汁分泌

小腸經是「主液所生病者」。女性如果患有貧血或者乳汁不下等症，可以通過按摩小腸經來調理氣血，刺激乳汁分泌。

活動關節

另外，小腸經的循行跨過腕、肘、肩3個關節，對關節兩側的穴位進行點按，可以對關節的屈伸不利和周圍軟組織病變有較好的輔助治療作用。

促進營養吸收

小腸主要分清泌濁，小腸經堵塞會影響人體對精微物質的吸收，導致身體抵抗力下降，體質變弱等。經常按摩，能進行小腸保健，促進營養吸收。

預防心臟疾病

小腸經與心相表裏，按摩小腸經，還能有助於心臟健康。

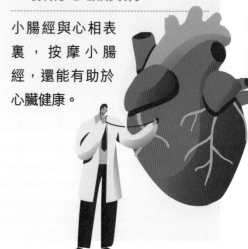

促進消化

按摩小腸經有改善消化吸收的作用，能有效緩解便秘、腹脹、腹瀉等。

改善皮膚

按摩小腸經可以改善膚質，使皮膚潤澤，對皮膚過敏、暗瘡、濕疹有一定緩解作用。

拍打疏通小腸經

循經敲打

一隻胳膊伸直,用另一手握空拳敲打橈側(靠近小指側),每次敲打100~150下,然後換手操作。

小腸經有 7 個穴位在肩頸部,可以用左手敲打右側,右手敲打左側。如果自己不方便操作,可以記住循經方向,請家人、朋友幫忙。

分清補瀉

按摩小腸經時,從手向臂部的按摩為補法,適宜於小腸經氣虛;從臂部向手的操作為瀉法,適宜於小腸經氣實。在按摩過程中,疼痛不適的部位應加重按摩為度,並可適當延長按摩時間。

經常手握空拳敲打小腸經,有助於促進消化

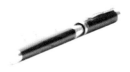

實秘為大腸燥熱，氣滯導致的便秘，治療一般以消積導滯為主。虛秘一般是指慢性便秘，分為氣虛、血虛、陰虛及陽虛等，治療以養血補氣等為主。

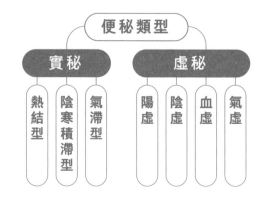

便秘類型

實秘：熱結型、陰寒積滯型、氣滯型

虛秘：陽虛、陰虛、血虛、氣虛

便秘證型	主要症狀及表現	調理方法	參考用藥
熱結型	大便乾結、身熱煩躁、口乾口臭、小便黃、舌苔較黃	清熱潤腸	可用瀉下的藥，如大黃、厚朴、枳實和火麻仁等
陰寒積滯型	大便艱澀，腹部脹痛，舌苔白膩	溫中散寒，通便止痛	可用大黃附子湯等
氣滯型	有便意，但是排便不暢。腹脹伴有腸鳴，舌苔薄膩	順氣導滯	可用柴胡、白芍、萊菔子、枳實等
氣虛	面色較為蒼白。排便時需要很用力，且易出汗，而且排便後比較乏力	補中益氣	可用黃芪、黨參等
血虛	貧血，面色無華。大便乾燥，容易心悸、頭暈	養血	可用熟地、當歸、何首烏等
陰虛	大便乾結，身體潮熱、盜汗、手腳心發熱	滋陰	可用何首烏、生地、麥冬、玄參、當歸、枳殼等
陽虛	腹部發涼，冷痛，熱敷可緩解；大便艱澀，黏膩	溫陽化濕	可用肉蓯蓉、當歸、牛膝等

注意：使用中藥時，需有中醫師指導，且勿自行用藥

腹痛、便秘，這樣按摩

按摩大陵穴可以清熱瀉心、健脾胃，治療心火、脾火過旺引起的腹脹、口臭等。大陵穴與外關穴、支溝穴配伍，可以緩解腹痛、便秘。

大陵穴	外關穴	支溝穴

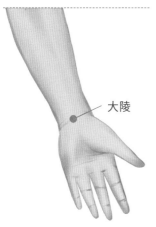 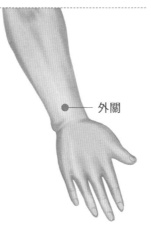 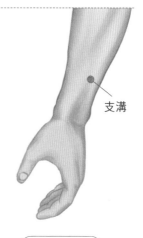

定位取穴

位於腕掌橫紋的中點處，掌長肌腱與橈側腕屈肌腱之間。

快速取穴

微屈腕握拳，腕橫紋上兩條索狀筋之間即是。

定位取穴

位於前臂背側，腕橫紋向上 2 寸處，與正面內關穴相對。

快速取穴

在陽池與肘尖的連線上，腕背橫紋上 2 寸，尺骨與橈骨之間。

定位取穴

在前臂外側，腕背側遠端橫紋上 3 寸，尺骨與橈骨間隙中點。

快速取穴

抬臂俯掌，掌腕背橫紋中點直上 4 橫指，前臂兩骨頭之間凹陷處即是。

按 摩 方 法

這 3 處穴位都在手掌與手腕上，可以左右手交替按摩，可以進行垂直按壓、揉轉，刺激穴位以產生微酸、微脹的感覺。每個穴位輪流按摩 2~3 分鐘。每天 1~2 次。

　　懷孕期間或體內火氣旺盛時，會發生腸燥便秘的情況，而採用通便藥物又常有諸多不良反應，這時就可以考慮啟動人體自帶的「通便神器」——商陽穴和大腸俞穴。

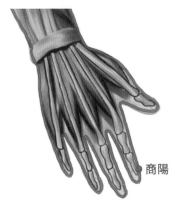

商陽

當感到燒心便秘時，說明腸胃實火旺盛，可以通過按摩商陽穴瀉火消腫

商陽穴

（定位取穴）

在食指末節橈側，指甲根角側上方 0.1 寸。

（快速取穴）

食指末節指甲根角，靠拇指側的位置。

（按）（摩）（方）（法）

每天按揉商陽穴 100 次。

大腸俞穴

（定位取穴）

在腰部，第 4 腰椎棘突下，後正中線旁開 1.5 寸。

（快速取穴）

兩側髂嵴連線與脊柱交點，旁開 2 橫指處即是。

（按）（摩）（方）（法）

以手指指腹按揉大腸俞穴 100 次，或握拳在穴位處按揉。100 次。

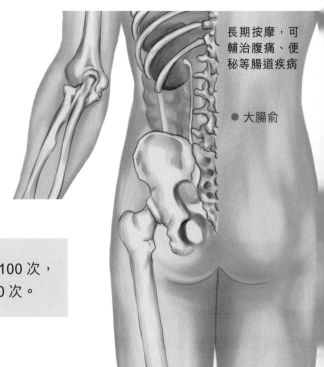

長期按摩，可輔治腹痛、便秘等腸道疾病

● 大腸俞

兩款中藥食養方

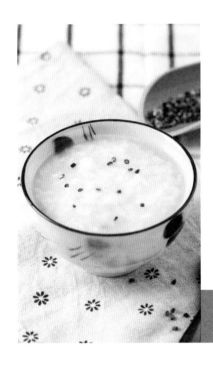

砂仁粥

材料： 砂仁 2 克，大米 50 克。

做法： 1. 砂仁搗碎為細末；將大米清洗後，放入鍋內。

2. 加水適量，煮粥，待粥將熟時，調入砂仁末，稍煮即可。

功效： 可以溫補腸胃，改善腹脹、消化不良等問題。

黃芪芝麻糊

材料： 大米 40 克，黑芝麻 30 克，黃芪 5 克。

做法： 1. 將黃芪煎取汁液，去渣。

2. 大米洗淨，浸泡 2 小時；黑芝麻淘洗乾淨。

3. 將大米、黑芝麻、黃芪汁放入烹調攪拌機中，打成米糊即可。

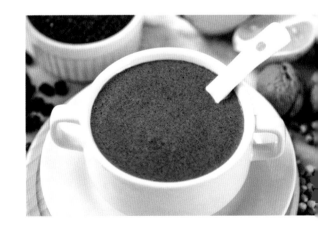

功效： 可以改善術後、產後或老年人由於體虛造成的便秘。

急性腹瀉，按摩梁丘穴

梁丘穴的作用是約束胃經經水向下排泄。按摩梁丘穴有清熱消積、和胃降逆的功效，常用於治療腹瀉。

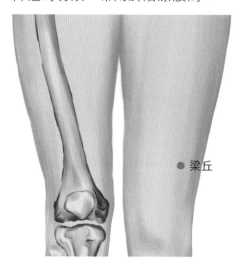

● 梁丘

梁丘穴

（定位取穴）在股前區，髕底上2寸，股外側肌與股直肌肌腱之間。

（快速取穴）坐位，下肢用力蹬直，髕骨外上緣上方凹陷正中處即是。

（按）（摩）（方）（法）

用拇指朝大腿方向按壓或按揉此穴1分鐘。

慢性腹瀉，按關元穴、氣海穴

氣海穴偏重於補氣，關元穴偏重於補腎。按摩這兩個穴位可以有效改善小便赤澀、月經不調、腹痛、腹瀉等問題。

關元穴

（定位取穴）在下腹部，臍中下3寸，前正中線上。

（快速取穴）在下腹部，正中線上，肚臍中央向下4橫指處即是。

（按）（摩）（方）（法）

用指腹按揉此穴200下，每天1次。

氣海穴

（定位取穴）在下腹部，臍中下1.5寸，前正中線上。

（快速取穴）在下腹部，正中線上，肚臍中央向下與關元之間的中點處即是。

（按）（摩）（方）（法）

用指腹或手掌的掌根按揉此穴100~200下，每天1次。

生活中，如果有下腹部脹痛、肚子裏有氣，但是使勁也排不出的感覺，可能是腸脹氣。通常，腸脹氣還伴隨有食慾不振、便秘等症狀。腸脹氣可以通過按摩調理，必要時需要結合益生菌、消積滯藥物調理。

天樞穴

（定位取穴） 在腹部，橫平臍中，前正中線旁開 2 寸。

（快速取穴） 仰臥，肚臍旁開 3 橫指，按壓有酸脹感處即是。

（按）（摩）（方）（法）

取坐位或仰臥位，用雙手拇指或中指按壓兩側天樞穴半分鐘，然後順時針方向按揉 2 分鐘，以局部感到酸脹並向整個腹部放射為好。

中脘穴

（定位取穴） 在上腹部，臍中上 4 寸，前正中線上。

（快速取穴） 在上腹部，肚臍與胸劍聯合連線的中點處。

（按）（摩）（方）（法）

晨起或入睡前，按揉中脘穴 100 次左右。

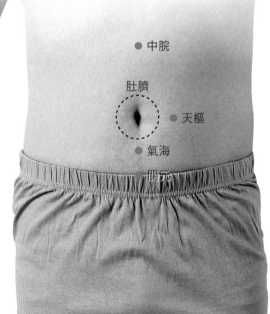

● 中脘

肚臍

● 天樞

● 氣海

關元

按摩天樞穴能降上逆之濁氣，促進大腸蠕動，排脹氣

腹部按摩，增強腸胃動力

　　肚臍位於人體的中心，而肚臍周圍則相當於交通樞紐的迴旋處，分佈有胃經、腎經、脾經、任脈、帶脈、沖脈等經脈，還有很多穴位，如天樞、中脘、關元等，這些經絡如果不通暢，氣血的上行下達受阻，就會造成脹氣、便秘、消化不良、胃下垂等疾病。

　　經常按揉腹部可以疏通氣血，一般堅持 7 天左右可以明顯改善便秘、腹脹等症狀。長期堅持可以改善脾濕造成的虛胖，讓身體變得結實，使肚子上的贅肉明顯減少。

揉腹

1. 排空小便，洗淨雙手，掌心可以塗上按摩油、薄荷水等。
2. 取仰臥位，雙膝屈曲，全身放鬆，左手按在腹部，手心對着肚臍，右手疊放在左手上。
3. 先按順時針方向繞臍揉腹 100 次，再逆時針方向按揉 100 次。

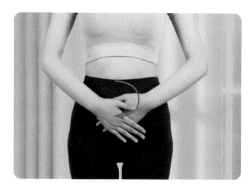 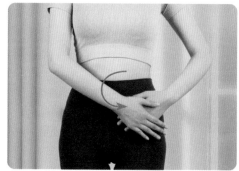

推腹

　　左手叉腰，大拇指在前，四指托後。用右手中指從左側胸部往下推到大腿根，推 21 次。再換右手叉腰，以左手中指推右側，也進行 21 次。

　　揉腹和推腹時間一般宜選在睡前或即將起床，不宜在過飢或過飽的情況下進行，女性不宜在經期或孕期做。揉腹和推腹時，用力要適度，精力集中，保持自然呼吸。

痔瘡的中醫調理

　　中醫認為，痔瘡是由於經絡循行不暢，體內氣血運化失常導致濕熱之氣積聚引起的，這股濕熱之氣向上行容易誘發口腔問題，向下行則易誘發痔瘡。按摩穴位或挑痔療法可以緩解和治療痔瘡。

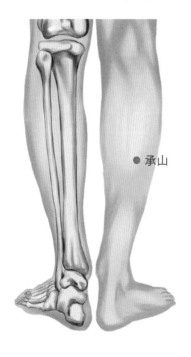

●承山

承山穴

定位取穴

在小腿後側，腓腸肌兩肌腹與肌腱交角處。

快速取穴

俯臥，膝蓋後面凹陷中央的膕橫紋中點與外踝尖連線的中點處即是。

按摩方法

以拇指指腹按揉穴位 5~10 分鐘，以皮膚表面發熱發脹為宜。

此外，對長強穴、三陰交穴、二白穴、次髎穴等穴位進行按摩也可以預防和緩解痔瘡。

挑痔療法

　　挑痔療法在《黃帝內經》中有記載，「割嘴治痔瘡」即在上唇繫帶（唇繫帶位於兩個正中門牙之間牙根部的牙床上，與上唇內側黏膜連在一起形成一根細薄的帶狀物）上端，門齒縫上方的齦交穴位動以小針刀。

　　挑痔療法中的痔點挑治法即從患者背部尋找痔點，即稍突出於表皮，如針尖大小，用手指按壓不褪色的小丘疹，在常規消毒後，用粗針將痔點表皮挑破，再挑斷白色組織纖維，術後用紗布覆蓋。這種療法可消炎、止血、鎮痛，能減輕痔瘡症狀，還能控制患者痔瘡的發展。

　　挑痔療法起效快，治療簡單，幾乎沒有不良反應，曾廣泛運用於民間，但由於現代醫藥的普及，熟練掌握此技藝的人並不多。了解其治療方法有助於我們從中醫的角度看待痔瘡問題。

第九章 運動調理腸道

chapter 09

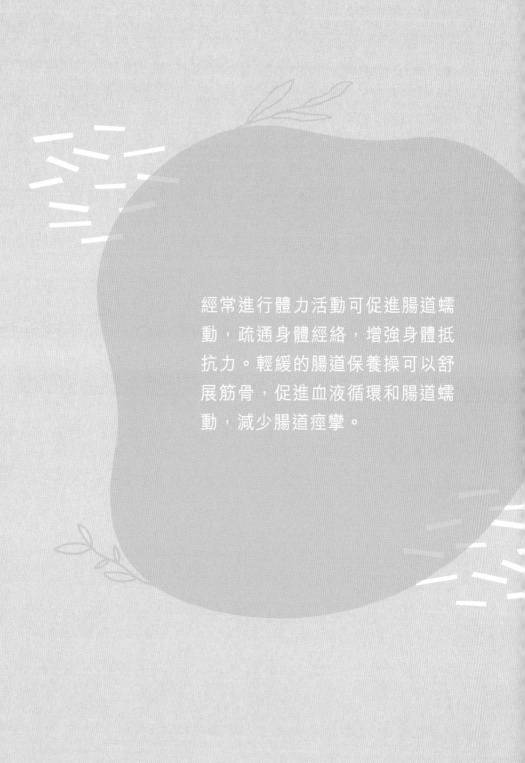

經常進行體力活動可促進腸道蠕動，疏通身體經絡，增強身體抵抗力。輕緩的腸道保養操可以舒展筋骨，促進血液循環和腸道蠕動，減少腸道痙攣。

運動對腸道的好處

運動可以使腸道更健康，現代人的生活節奏比較快，活動量大大降低，長時間久坐、久站就會導致消化不良、便秘等腸道問題。

運動可改善腸道菌群

有研究表明，與久坐者相比，經常運動的人腸道菌群環境更健康。

運動是調節機體免疫力、改善腸道菌群的獨立因素。運動可以使腸道中的有益微生物比例增高，短鏈脂肪酸下降，也就是説運動可以促進腸道細胞保持健康，減少炎症，並可以為腸道提供能量。尤其對體形較瘦的人來説，運動帶來的腸道菌群改善效果更明顯。

「輕運動」，疏通經絡

「輕運動」可以理解為負載小、能耗低、強度小的運動。其優點是不受時間、地點、運動器材的限制，隨時隨地都可以做。中國傳統的五禽戲、八段錦、太極拳等，近年流行的瑜伽、普拉提、健身操等都是「輕運動」，非常適合老年人練習，年輕人在上學、上班或居家時也可以抽空練習，可以疏通經絡、舒緩神經。

人的身體有十二經絡，其中大腸經、小腸經如果循行不暢，不僅會導致腹痛、腹脹、便秘等問題，還會誘發口腔潰瘍、痔瘡、頭痛、肩痛、背痛等問題。每日起床後、臨睡前以空拳捶打這兩條經絡，可緩解腸道不適。

持續運動，獲得好心情

生活中我們一定有這樣的體驗：心情好的時候，往往食慾也好，而當鬱悶、焦慮、壓力大的時候，就會食慾不好或消化不好。心情愉悦、情緒舒暢有利於腸道消化與排毒。運動可以促進身體多巴胺和內啡肽的分泌，使人心情愉悦，預防抑鬱，同時促進腸道蠕動，調節內分泌。

運動的注意事項

　　要想通過運動來調理腸道，還需要注意運動方法，選擇適合自己的、正確的運動方式，量力而行，並且要持之以恆，才能起到促進健康的作用。

量力而為

根據自己身體的狀況和年齡選擇合適的運動方式，可以每天逐步增加鍛煉時間。運動的減重、強身效果並不由出汗量、疲憊感、運動時長等表面現象決定。

運動的時間

最好飯前 1 小時或者飯後 1 小時進行運動。運動完立即進食、飯後立即運動都會影響腸胃的消化，易導致腹痛、噁心、嘔吐等腸胃不適症狀。早上起床空腹也不適合運動。

不宜空腹運動

空腹運動在身體處於脫水、缺能量的情況下易造成低血糖等不適，嚴重時還會出現心律失常、暈厥。

運動貴在堅持

運動需要長期堅持，每天至少 30 分鐘，每週至少 5 次是比較合理的運動頻率。以運動後雖然有輕度疲勞感，但可以較快恢復的運動強度為佳，切忌心血來潮就進行一次劇烈運動或長時間運動，這樣容易造成肌肉損傷，也不利於運動習慣的養成。

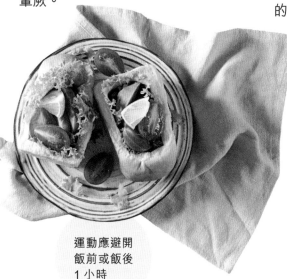

運動應避開
飯前或飯後
1 小時

腸胃不好，試試慢跑

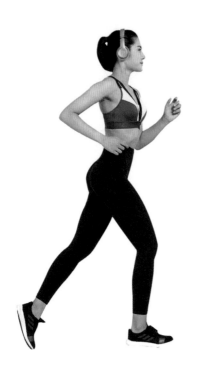

腸胃功能較差的人不適合進行快跑等劇烈運動，因為有可能會引起胃出血等症狀。慢跑、游泳、騎自行車等有氧運動對身體更有益。

慢跑可以使心跳保持在一個相對穩定的頻率，體內血液循環也更暢通，更有利於腸道的保養。長期堅持慢跑可以改善睡眠質量，使新陳代謝較順暢，還有助於減肥塑形。

慢跑有助於提高人的綜合身體素質。跑步時需保持上半身正直，下半身放鬆，雙眼注視前方，不要低頭，手自然放鬆，每次的跨步依靠身體向前傾斜的力量提腿前進，而不是蹬地前進。跑步前需要做熱身，跑完則需要做拉伸運動。

跳一跳，腸道好 182

跳繩可以頻繁地震動內臟，刺激腸道的蠕動，有利於腸道營養的吸收和廢棄物的排出，對緩解腸胃功能失常、消化不良而導致的便秘有很好的效果。

跳繩時，如果跳得過高，小腿向後彎曲太多，易導致腓腸肌過度緊張，小腿疼痛；而小腿繃直，跳得過低，則會導致膝蓋受傷。正確的姿勢是腳尖點地，躍起時，身體自然彎曲，呼吸節奏保持均勻。跳繩之前可進行幾組俯臥撐以拉伸肌肉；跳繩結束時，可以進行幾組壓腿、拉腿等拉伸動作。

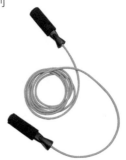

太極拳，健腸胃

　　五禽戲、太極拳、八段錦等傳統健身操有很好的養生功效，通過伸筋拔骨、呼吸吐納，使身體健康、延年益壽，深受老年人喜愛，年輕人也可練一練。

　　打太極拳能促進血液循環，使各臟器的供血增加，同時腹式呼吸可改變腹內壓，使腹腔內多個臟器受到持久而有節律的按摩，對消化系統特別是腸胃功能有良好的影響。

五禽戲，調理腸胃

　　五禽戲，相傳是由東漢醫學家華佗創作，是中國傳統導引養生的一個重要功法。五禽戲通過模仿虎、鹿、熊、猿、鶴5種動物的動作和姿勢，舒展身體、活絡筋骨。常練五禽戲不僅能調理脾胃、養筋疏肝、活絡全身筋骨，而且能增強老年人的下肢穩定性。

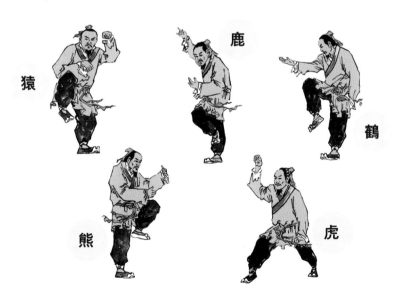

　　常練五禽戲可以促進消化，改善睡眠，強健腸胃，增強食慾，對腹痛、腹脹、便秘、腹瀉等症狀有一定的改善作用。

腹式呼吸法

當我們感到焦慮時，更多採用的是淺而快的胸式呼吸，但當我們採用腹式呼吸時，更容易保持身體的自然放鬆。腹式呼吸有很多好處，可以提高大腦和肌肉組織的供氧量，刺激神經系統使情緒穩定，讓身體保持安靜。

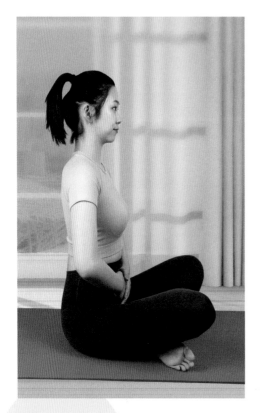

經常採用腹式呼吸可以更有效地排出體內毒素，促進腸道蠕動

腹式呼吸法的練習方法如下：

1. 保持盤腿而坐的姿勢，將兩手放在腹部，也就是胸腔正下方的位置。

2. 鼻子慢慢吸氣，讓氣息通過鼻腔進入肺部，用手感受腹部的隆起，屏住呼吸片刻，慢慢將氣由嘴巴吐出。

3. 緩慢做 10 次腹式深呼吸，盡量保持呼吸的平穩和均勻，吸氣和呼氣時可以從 1 數到 4 來感受速度的控制。

4. 像吹蠟燭一樣，先深吸一口氣，短促而有力地哈氣。

5. 做完前面的幾步後，可能感到腹部的肌肉有點累，接著進行一組延長呼吸，每次呼氣和吸氣都數到 10~20，盡可能堅持久一些，每個呼吸後屏一下氣。整個過程就是「慢慢吸氣 —— 屏住呼吸（數到 10）—— 慢慢呼氣」。

清晨起床，拉伸腳踝

經過了一夜睡眠，清晨醒來後，可以先在床上做一組拉伸運動，活動筋骨，使一天充滿能量，同時還有利於促進清晨排便。

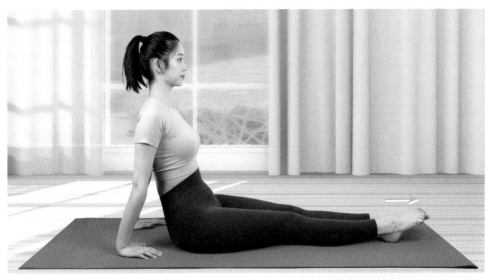

1. **腳踝前側拉伸**

   呼氣時繃腳背，吸氣時放鬆。重複 30 次。

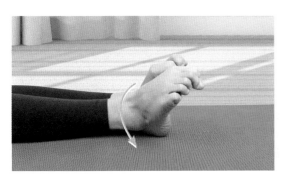

2. **腳踝的旋轉**

   逆時針和順時針分別轉動 10 次。

3. **腳踝後側拉伸**

   吸氣時腳回勾，呼氣時放鬆。重複 30 次。

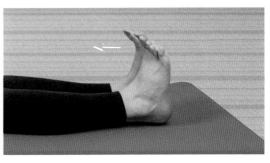

扭肩運動，牽拉腹部

扭肩運動有助於大腸經和小腸經的疏通，可用站姿也可用坐姿，尤其適合學生或辦公室白領。

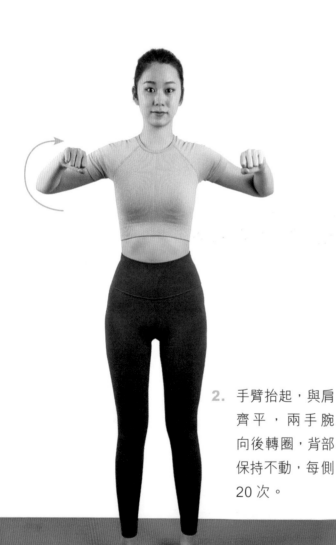

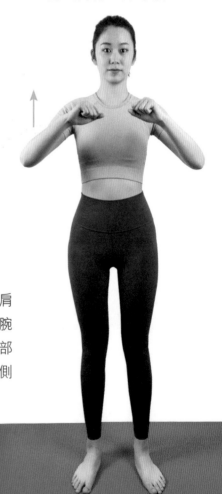

1. 身體保持直立，兩腿打開與肩同寬，抬起雙臂，舒展背部，深呼吸。

2. 手臂抬起，與肩齊平，兩手腕向後轉圈，背部保持不動，每側20次。

肩部拉伸，緩解腹脹

經常拉伸肩頸可以牽拉腹部肌肉，激活腸道動力，緩解腹脹、消化不良等症狀。這套動作基本不受場地限制。

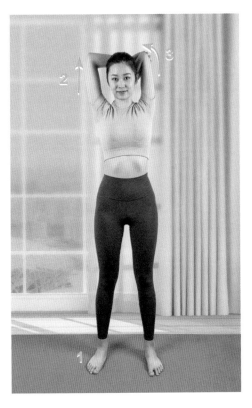 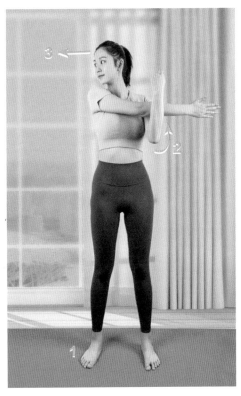

左右肩後側拉伸

1. 身體站直，挺胸。
2. 左臂上舉至耳邊，肘關節最大幅度折疊。
3. 右手扶在左側肘關節上，向右後方拉。保持 20 秒。
4. 同樣，做右臂後側拉伸。

左右肩前側拉伸

1. 雙腳站立與肩同寬。
2. 將右手水平伸向左側，左手套住右臂肘關節處。
3. 左臂漸漸向後側用力，同時頭轉向右側，與伸出去的手掌方向相反。這個過程軀幹保持面向前方，保持 20 秒。
4. 同樣，右肩前側拉伸。

腰腹處於人體樞紐位置，適當進行腰　部活動，可以促進腸道蠕動與消化液的分泌，長期堅持，可改善便秘。

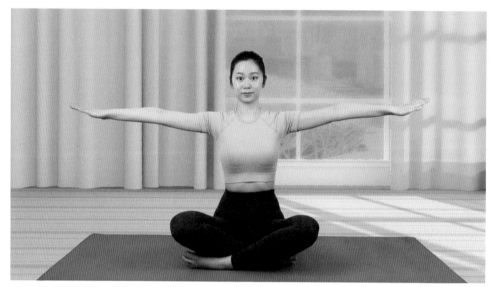

1. 盤腿坐姿，吸氣，雙臂平展開側平舉。

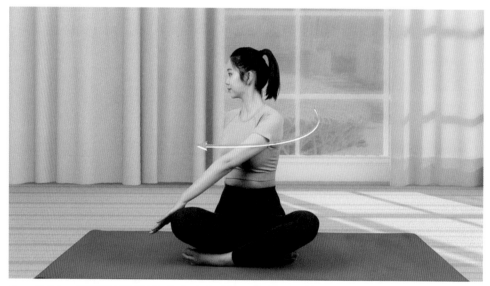

2. 呼氣，雙臂與軀幹同時向右扭轉，停留 30 秒。換反側練習。

坐姿脊柱拉伸，適合久坐者

　　久坐、久站都容易使我們的肩部不自覺往前傾、腰腹呈往後窩的狀態。這時腸道長時間處於「蜷縮」的狀態，極易引起消化不良。坐姿脊柱拉伸運動可以使肩部和脊柱延展，打開胸腔，舒展腹部，刺激排便。

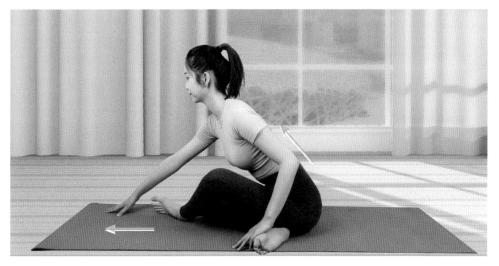

1. 雙腿交叉，雙臂自然前伸，吸氣的同時把脊背拉長。

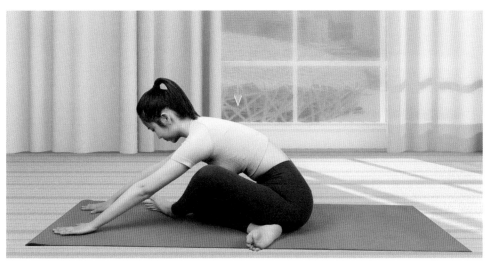

2. 吐氣，身體向前、向下壓，感受坐骨的伸展和拉伸。吸氣同時收回，
   吐氣時交換。左右交替做 10~20 次，早晚各 1 次。

卧式扭轉，促進腸道蠕動

卧式扭轉可以鍛鍊腰腹力量，同時有效刺激小腸經、膀胱經和膽經，刺激排泄功能。

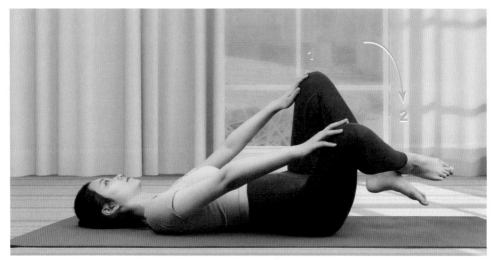

1. 卧位，雙手扶住膝蓋。
2. 使用腰腹的力量，將身體輕輕地向右搖擺，讓右手臂接觸地面，回到中間。

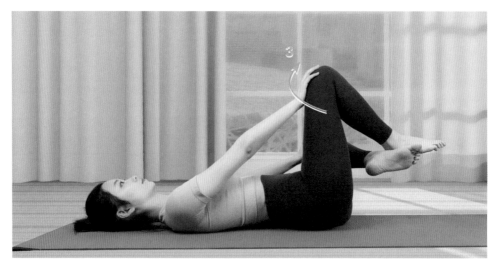

3. 呼氣，向左側搖擺，讓左手臂接觸地面。吸氣回正，呼氣再轉到右側。左右交替做 10~20 次。

深蹲能讓腰部、腿部、臀部等肌群都得到鍛煉。

深蹲的動作要領：膝蓋朝着腳尖的方向，雙膝不能內扣。腳後跟緊貼地面，腰部保持挺直的同時不要過度前傾，保持重心，放在臀部，稍微前傾即可。每次10~15 次，間歇 1 分鐘，每次訓練 5~6 組即可，隔兩天訓練 1 次。

注意：高血壓患者、心腦血管疾病患者以及孕婦不宜做深蹲，可以做如圖所示的半蹲。

2. 重心放在臀部向下深蹲。

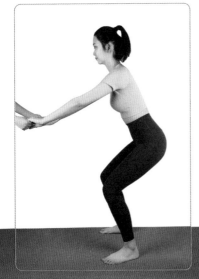

1. 身體稍微向前傾。

在做胸膝臥位這個動作時，臀部處於整個身體的最高處，高於心臟水平，有助於改善直腸肛門處靜脈的回流，消除肛墊充血、水腫。配合提肛運動，可以有效預防和輔助治療痔瘡。

俯臥在床上，雙膝彎曲，雙腿分開與肩同寬，臀部抬高，胸部貼近床面，雙手平貼在床上，胸部盡量貼床面，臉部偏向一側。保持這個動作 15 分鐘為 1 次，每日 2 次，連續做 1 週。

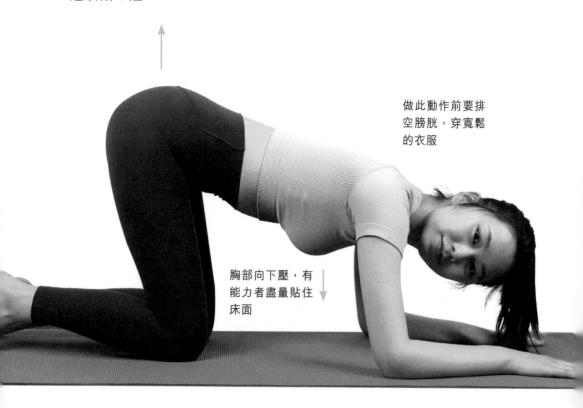

做此動作前要排空膀胱，穿寬鬆的衣服

胸部向下壓，有能力者盡量貼住床面

仰臥抬腿，消除便秘

　　仰臥抬腿動作通過腹部控制身體平衡和動作協調，每組做 30 次，每次做 2~3 組，可以促進腸道蠕動，有效消除便秘，緩解腸道下垂。同時，還可以促進下肢血液回流，有一定的瘦腿作用。

取仰臥位，兩腿輪流屈伸，感覺就像在踏自行車一樣，小腿與大腿呈 90 度角，雙腿交替打開再合攏，運動至稍微出汗為止。

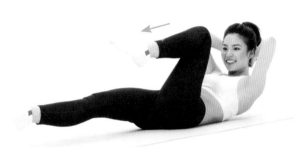

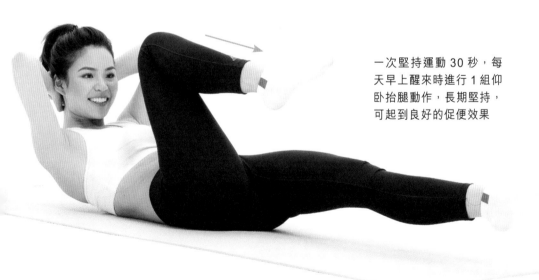

一次堅持運動 30 秒，每天早上醒來時進行 1 組仰臥抬腿動作，長期堅持，可起到良好的促便效果

腸通無阻 200 解　第九章

185

髖關節運動，提升排便力

　　長期伏案工作或保持一個姿勢過久，會導致腰椎關節壓力過大，脊柱兩側的軟組織緊張。腰部有疾通常會影響排便。通過髖關節運動可以緩解腰部壓力，提升腰功能，增強排便力。

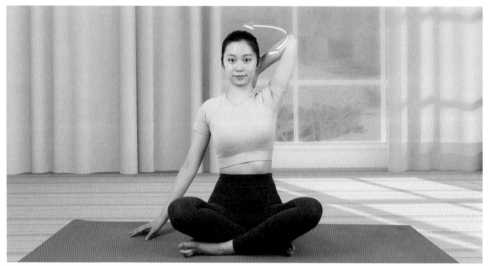

1. 吸氣，右手撐地，抬起左手，手掌心扶住後腦勺，背部挺直。

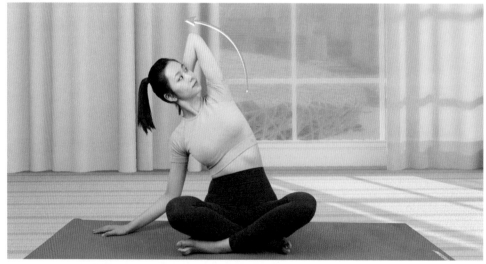

2. 呼氣，身體慢慢向右傾斜，眼睛向左前看，臀部坐穩，慢慢伸展左側腰部，保持自然順暢呼吸。換側練習。

脊椎運動，牽拉腹部

　　經常做脊椎運動，有助於身體新陳代謝，促進廢物的排出，能提高大腦和其他器官的工作效率，減輕疲勞，使腰部肌肉得到活動，恢復體力和腦力。

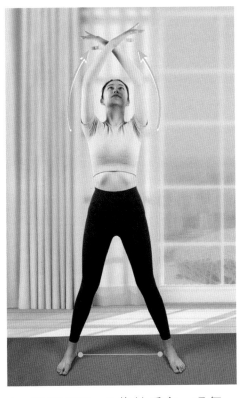

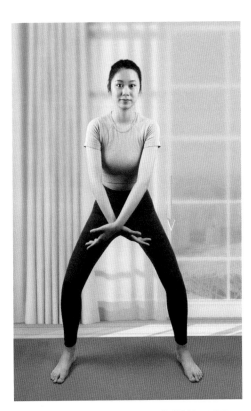

1. 雙腳張開，3 倍於肩寬，吸氣，雙手柔和地向上伸展，交叉。

2. 呼氣，將骨盆骨和髖關節下沉，上下為 1 次，每組 5~8 次，做 8~10 組。

屈伸彎腰，緩解久坐疲勞

屈伸彎腰可以伸展背部及腿部肌肉，可緩解腹部脹氣，促進身體新陳代謝。

1. 腿直立，腰部往下彎，手臂及頭部下垂，懸在空中，不要強迫自己雙手觸地，盡量放鬆。
2. 自然起身，感到腰部和背部伸展，停約 1 分鐘，重複 3 次。

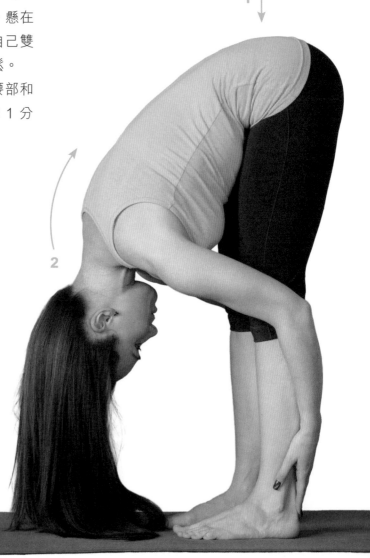

臀橋式，改善便秘

臀橋式也被稱為橋式、反向平板撐等，不僅可以使大腿線條更優美，改善骨盆前傾，還有助於緩解便秘，延展脊椎、緊實腹部線條、伸展大腿後側肌群，是許多運動員常訓練的項目。

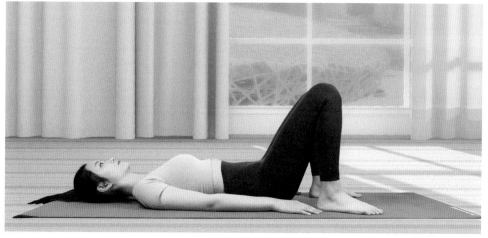

1. 仰卧，屈膝兩腳掌着地，雙腿分開大於臀寬。身體放鬆，手心朝下。

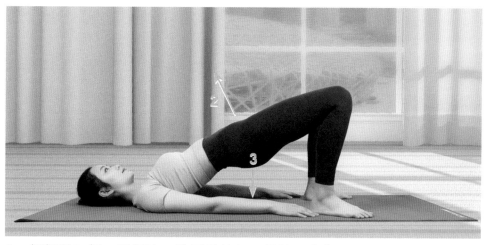

2. 輕輕吸口氣，呼氣時，將尾骨抬起，保持一會兒。
3. 慢慢地放下，再次吸氣，抬起尾骨，呼氣放下。

注：吸氣、呼氣時，輕輕抬起尾骨、臀部、腰部，幅度以感到舒適為宜。

金剛坐，有助於消化

　　金剛坐可緩解因為進食過量造成的胃脹，適合在飯後 5~10 分鐘進行，可促進消化系統功能，對胃潰瘍、胃酸過多等消化道疾病有一定的調理效果。平常多練習金剛坐，有助於骨盆肌肉的舒展。

1. 保持跪立姿勢，雙腿、雙膝併攏，腳、小腿內側貼合，腳趾併攏。
2. 臀部慢慢向後坐在腳後跟上；脊柱保持延展，不要塌腰，下巴微收，雙眼平視前方。保持均勻順暢的呼吸。

2

↓

也可以在小腿上放一塊毛毯，讓臀部坐在毛毯上。
每次做 10~15 分鐘

1

伸展側腰：腸道拉伸

　　久坐、久站都會使背部肌肉緊張，導致背痛和腰肌勞損。通過背部的伸展運動，可以鍛鍊腰背力量，同時還可以促進腸道蠕動，緩解便秘。

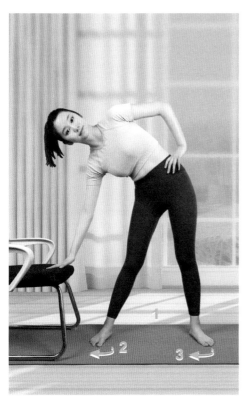 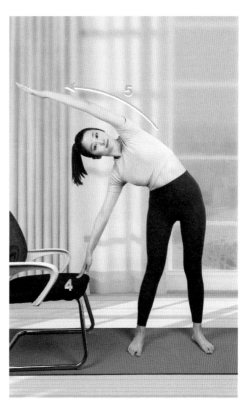

1. 雙腿分開 2 倍肩寬。
2. 右腳向外 90 度角。
3. 左腳尖向內 30 度角，雙手叉腰。

4. 輕輕吸氣，呼氣時將身體倒向右側，眼睛看向右腳尖，放下右手扶住椅子。
5. 吸氣，抬起左手臂向上，眼睛看向前方，盡量伸直雙腿。換另一側練習。

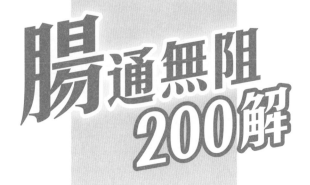

編著
趙迎盼

責任編輯
周芝苡

裝幀設計
鍾啟善

排版
辛紅梅

圖片提供（部分）
Freepik

出版者
萬里機構出版有限公司
香港北角英皇道 499 號北角工業大廈 20 樓
電話：2564 7511　　傳真：2565 5539
電郵：info@wanlibk.com
網址：http://www.wanlibk.com
　　　http://www.facebook.com/wanlibk

發行者
香港聯合書刊物流有限公司
香港荃灣德士古道 220-248 號荃灣工業中心 16 樓
電話：2150 2100　　傳真：2407 3062
電郵：info@suplogistics.com.hk
網址：http://www.suplogistics.com.hk

承印者
中華商務彩色印刷有限公司
香港新界大埔汀麗路 36 號

出版日期
二〇二三年十一月第一次印刷

規格
特 16 開（240 mm × 170 mm）

本書繁體版由中國輕工業出版社有限公司授權出版
版權負責應捷 yingping2005@126.com

免責聲明：

書中的處方及資訊只供參考，不同人士體質各
異，如有需要，請先向註冊醫生或中醫師諮詢具
體情況。